全国中医药行业高等教育"十三五"规划教材 ┊ 配套教学用书
全国高等中医药院校规划教材（第十版）

·┊ 易学助考口袋丛书 ┊·

中医妇科学

主　编　谈　勇

副主编　刘音吟　洪艳丽

编　委　王东红　郭　倩　王　改　张　彦
　　　　季　丹　周蓓蓓　吴诗敏

中国中医药出版社
·北　京·

图书在版编目（CIP）数据

中医妇科学/谈勇主编．—2 版．—北京：中国中医药出版社，
2019．1

（易学助考口袋丛书．第二辑）

ISBN 978-7-5132-4898-3

Ⅰ．①中…　Ⅱ．①谈…　Ⅲ．①中医妇科学-中医学院-教材

Ⅳ．①R271．1

中国版本图书馆 CIP 数据核字（2019）第 079885 号

中国中医药出版社出版

北京市朝阳区北三环东路 28 号易亨大厦 16 层

邮政编码　100013

传真　010-64405750

保定市西城胶印有限公司印刷

各地新华书店经销

开本 787×1092　1/32　印张 9.5　字数 282 千字

2019 年 1 月第 1 版　2019 年 1 月第 1 次印刷

书号　ISBN 978-7-5132-4898-3

定价　33.00 元

网址　www.cptcm.com

社 长 热 线　010-64405720

购 书 热 线　010-89535836

维 权 打 假　010-64405753

微信服务号　zgzyycbs

微商城网址　https://kdt.im/LIdUGr

官 方 微 博　http://e.weibo.com/cptcm

天猫旗舰店网址　https://zgzyycbs.tmall.com

如有印装质量问题请与本社出版部联系（010-64405510）

版权专有　侵权必究

前　言

　　2003 年，"新世纪全国高等中医药院校规划教材"全面启用之际，针对中医药院校学生在专业学习中普遍反映的课本内容多、抓不住重点、理解记忆困难等问题，中国中医药出版社策划了"易学助考口袋丛书"，包括中医基础、中医临床、西医基础、西医临床及中药专业在内的主干课程配套用书共 29 种。该套丛书自出版以来，起到了帮助中医药院校在校学生掌握相关课程的学习要点，提高学习效率，从容应对各种考试的作用，深受大家的喜爱，并多次重印。

　　随着全国中医药行业高等教育规划教材的历次改版，教学内容屡有调整。该套丛书虽需求不断，但有必要与时俱进，以更好地与新版规划教材匹配。基于此，我们特别邀请"全国中医药行业高等教育'十三五'规划教材、全国高等中医药院校规划教材（第十版）"的编委会专家，紧扣新版教材内容和教学大纲，对"易学助考口袋丛书"进行修订，将每门课程中需要掌握的要点、重点、难点等核心内容重新提炼、浓缩，提纲挈领，方便学生学习和记忆，以期继续为广大同学复习应考保驾护航。

中国中医药出版社

2017 年 9 月

编写说明

中医妇科学是中医临床四大学科之一，是高等中医药院校的主干课程。作为防治女性特有疾病的一门专科技术，其具有独到的治疗特色，长期以来在临床治疗中发挥了重要的作用。

全国中医药行业高等教育"十三五"规划教材（第十版）《中医妇科学》根据本课程的教学特点和学科发展情况，在前几版教材的基础上对专科理论及常见妇科疾病的定义、病因病机、诊断、鉴别诊断、辨证论治中的遣方用药等内容进行了调整和更新。为使广大学生更好地掌握教材中的知识点，便于学生通过课程考试和医师资格考试，我们根据教材及其教学大纲的要求再版修订了本书，旨在帮助学生有针对性地复习专业基本理论、基本知识和基本技能，重点把握妇科临床常见疾病的诊疗思路与方法，亦可为教师在教学实践中书写讲稿提供参考。

全书章节和次序与第十版行业规划教材《中医妇科学》目录相吻合。每章前均将教学大纲中需要了解、熟悉、掌握的知识点进行了汇总，并分别用符号"★""★★""★★★"标示。本书采用简洁明了的图例或表格形式，提纲挈领，一目了然，体现了"重点突出、深入浅出、更新概念和知识点"的编写思想。但由于编写时间较短，书中难免仍存不足之处，还望同道与同学们在使用中多提宝贵意见，以期再版时修订提高。

《中医妇科学》编委会
2019 年 1 月于金陵

目 录

总 论

各 论

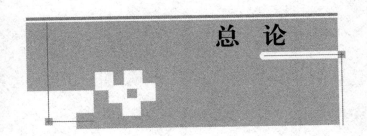

总　论

第一章 ▶ 绪 论

★★★掌握中医妇科学的定义

★★熟悉中医妇科学的学术特点、各历史时期的重大学
　　术成就、代表医家及著作

★了解中医妇科学的研究范围

★了解中医妇科学的形成与发展简史

★了解中医四大经典是中医妇科学的发源

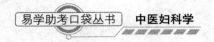
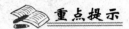 **重点提示**

第一节　中医妇科学定义与范围

定义★★★

中医妇科学是运用中医学基础理论和方法，认识和研究女性的解剖、生理、病因病机、诊治规律，以防治妇女特有疾病的一门临床学科。

研究范围★

中医妇科学包括中医妇科理论，月经病、带下病、妊娠病、产后病和妇科杂病等的辨证治疗及常规的防治方法。

第二节　中医妇科学的特点和学习方法

学术特点★★

1. **理论**：以中医学理论为指导，认识女性解剖生理病理特点，以肾、心、肝、脾诸脏腑，以及天癸、气血、冲任、督带、胞宫内在联系且互相协调而形成的综合调控理论。

2. **病种**：经、带、胎、产、杂病。

3. **主线**：调补脏腑阴阳气血、冲任督带，调养胞宫。

第三节　中医妇科学的历史源流

1. **夏商周**

萌芽时期：重视产育。

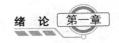

2. 春秋战国

奠基时期：《胎产书》为我国目前已知最早的以胎产命名的产科专著，较详细地论述了胎儿在母体中的发育变化，是人类胚胎发育史上最早的论述。

3. 秦汉

雏形
- 《神农本草经》：我国现存最早的药物学专著，其中直接指明治疗妇产科疾病的药物有88种，为后世妇科用药的重要依据
- 《内经》：我国现存第一部医学巨著，有妇女解剖、生理、诊断、治疗等的描述，记载了妇科历史上第一首方剂——四乌鲗骨一藘茹丸
- 《金匮要略》：是现存中医古籍中最早设有妇科专篇的医著，开创了妇科辨证论治和外治法治疗妇科病的先河

4. 三国两晋、南北朝

发展时期：《脉经》首先提出"月经"之名，并首先提出了根据脉象变化推断崩漏的预后。

5. 隋唐五代

鼎盛时期：趋向专科发展；《经效产宝》为我国现存理论和方药较完备的妇产科专著。

6. 两宋

独立分科时期
- 《女科百问》
- 《妇人大全良方》：首先提出"妇人以血为基本"的学术观点，是妇产科史上划时代的著作

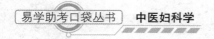

7. 辽夏金元

争鸣时期
- 《素问·病机气宜保命集》
- 《儒门事亲》
- 《兰室秘藏》
- 《脾胃论》
- 《格致余论》

8. 明代

专科理论
完善时期

肾主生殖的理论
研究得以深化
- 《女科撮要》
- 《景岳全书·妇人规》：体现了中医妇科学在调经、治带、种子、安胎、产后调护、性养生保健及中年再振根基的学术优势和特色

9. 清代、民国

汇通时期
- 《傅青主女科》
- 《医宗金鉴·妇科心法要诀》：是我国最早由政府组织编写的妇产科教科书

10. 现代

医教研体系形成时期：中医妇科学医疗、教育、基础研究三位一体，推动学科发展。

第二章 ▶ 女性生殖脏器
解剖与生理

★★熟悉外生殖器（毛际、阴户）及内生殖器（阴道、
  子门、子宫）的解剖位置及其功能
★了解胞络、胞脉的生理作用

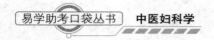

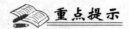 **重点提示**

第一节　女性生殖脏器解剖

外生殖器：毛际、阴户。★★

毛际：指前阴隆起的脂肪垫，即阴阜。

阴户：指女性外阴，即阴道口的前后左右部位。

内生殖器：阴道、子宫、子门。★★

阴道：是连接胞宫与阴户的通道，保护胞宫免受外邪的侵犯，是排出月经、带下和恶露的通道，也是阴阳交媾娩出胎儿的通道，又称产道、子肠。

胞宫：是女性特有的内生殖器官的概称，包括解剖学上所指的子宫、输卵管和卵巢。胞宫位于小腹正中，带脉之下，前邻膀胱，后为直肠，下接阴道，主要功能是排泄月经，孕育胎儿，又名"女子胞""子处""子脏"等。

奇恒之腑 $\begin{cases} \text{非经期、妊娠期——藏精气而不泻——似脏} \\ \text{行经期、分娩时——传化物而不藏——似腑} \end{cases}$

子门：子宫颈口，是预防外邪入侵的第二道关口，是排月经、泌带液、娩出胎儿的通道。

胞络、胞脉的生理作用：是胞宫的脉络，维系子宫的位置与功能，与月经的藏泻有关。★

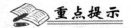 **重点提示**

第二节　女性一生各期的生理特点

各期生理特点★★

1. **胎儿期**——从卵子受精到出生共计 266 天

2. **新生儿期**——婴儿出生后的 4 周内

3. **儿童期**——新生儿期以后至 12 岁左右

（1）儿童前期——8 岁之前——肾气始盛，齿更发茂，但生殖器官为幼稚型

（2）儿童后期——8 岁始——第二性征开始发育

4. **青春期**——月经初潮至生殖器官逐渐发育成熟的时期（10 ~ 19 岁）

（1）全身发育——女性特有体形

（2）内外生殖器官发育成熟——女性特有体态

（3）月经来潮——重要标志

（4）具有生育能力

5. **性成熟期**——生育期（18 ~ 49 岁）

生殖功能：成熟-旺盛-衰退

6. **绝经过渡期**——生殖器官及乳房逐渐萎缩（44 ~ 54 岁）

$$\left\{\begin{array}{l}\text{绝经前期}\\\text{绝经期}\\\text{绝经后期}\end{array}\right.$$

7. **老年期**——全身功能处于衰退期（60 岁以后）

第三节 女性特殊生理

一、月经生理

月经的生理表现 ★★

概念：胞宫定期排泄的血性物质，是性成熟的生理现象。一般以一个阴历月为一个周期，经常不变，如同月相之盈亏，潮汐之涨落。

初经：第一次月经的来潮，亦称"初潮"，一般在13～15岁，可随地域、气候、营养等因素的影响而有差异。

周期：两次月经第 1 天的间隔时间称为 1 个月经周期，一般为 21～35 天，平均为 28 天。

经期：每次月经的持续时间，正常为 2～8 天。

经量色质：一般每月经量为 20～60mL，经色暗红，经质稀稠适中，不凝固，无血块，无臭气。

经期表现：行经前可出现胸乳略胀，小腹略坠，腰微酸，情绪易波动。

绝经：妇女到 49 岁左右月经自然停止 12 个月称为绝经，一般在 45～55 岁。

月经的特殊生理现象
- 并月：身体无病而定期两月一行
- 居经（季经）：身体无病而定期三月一潮
- 避年：身体无病而月经一年一至
- 暗经：终身不行经却能受孕者
- 激经：受孕初期仍按月有少量月经，不伴有腹痛腰酸，亦无损胎儿者，又称"盛胎""垢胎"

月经产生机理★★★

月经的产生以脏腑、气血、经络为生理基础，只有肾气盛、天癸至、任通冲盛、胞宫适时充盈之时，才会月经来潮。肾气盛在月经产生的机理中起着主导和决定性作用。天癸是促成月经产生的必不可少的重要物质。任通冲盛是月经产生的必要环节。

周期的调节★★★

月经周期节律
- 行经期——行经第 1 ~ 5 天，子宫泻而不藏，呈重阳转阴特征
- 经后期——周期 6 ~ 13 天，呈现阴长的动态变化
- 经间期——周期第 14 ~ 15 天，氤氲之时，是重阴转阳之际，排卵之时
- 经前期——周期第 16 ~ 30 天，阳长阴消，重阳必阴，此时阴阳俱盛，受孕则孕胎，未受孕则泻经

绝经机理★★

肾气虚，任冲虚衰，天癸竭，最终绝经。

二、带下生理

生理性带下★★

生理性带下指女性阴道排出的一种阴液，色白或无色透明，其性黏而不稠，其量适中，无特殊臭气，津津常润。

产生机理★★

肾气旺盛，所藏五脏六腑之精可在天癸作用下通过任脉到达胞宫渗润阴道产生生理性带下，此过程依靠督脉的温化

和带脉的约束。

周期性调节★

带下有周期性节律，一般在月经前后，经间期及妊娠期量稍增多。

三、妊娠生理

受孕机理★★

肾气充盛，天癸成熟，冲任脉通盛，男女之精适时相合便可构成胎孕。

候胎（预产期计算）★★★

预产期从末次月经第一天算起，以该月份数加9（或减3）；阳历日数加7，阴历日数加14。

妊娠生理现象★★ $\begin{cases} 月经停闭 \\ 脉滑 \\ 早孕反应 \\ 子宫增大 \\ 乳房变化 \\ 下腹膨隆 \end{cases}$

临产现象★★

1. **释重感**——妊娠末期胎头入盆后，孕妇骤然释重，呼吸变得轻松，但可能感到行走不便和尿频

2. **弄胎（假宫缩）**——发生在产程正式发动前一段时间，间隔与持续时间不恒定、强度不增加

3. **正产现象**——见红，离经脉（产妇中指本节脉搏跳动）

4. **阵痛**——规律的宫缩开始至子宫颈口开全的腹部阵发

性疼痛，开始时间隔约 15 分钟，逐渐缩短至 5~6 分钟，最后为 2~3 分钟，这一现象称为开口期，标志着分娩正式发动

5. **分娩过程**——分为 4 期

影响分娩的因素——产力、产道、胎儿、精神因素——清代《达生篇》主张"睡、忍痛、慢临盆"★★

四、产褥生理

分娩结束后，产妇逐渐恢复到孕前状态，需要 6~8 周，此期称为"产褥期"，又称"产后"。产后 1 周称为"新产后"；产后 1 个月称为"小满月"；产后百日称为"大满月"。

产褥生理特点★★

多瘀多虚。

五、哺乳生理

乳汁化生的机理★★★

乳汁由精血、津液所化，赖气以行。

第三章 ▮▶ 妇科疾病的病因
病机与诊断概要

★★★掌握妇科病发生的主要病机

★★熟悉导致妇科疾病发生的主要病因及其致病特点

★★熟悉胞宫、胞脉、胞络受损和肾–天癸–冲任–胞宫轴
  失调导致妇科疾病的病机及其转归

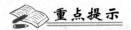

重点提示

第一节 病 因

病因★★

1. 六淫邪气——主要是寒、热、湿

（1）寒邪——阴邪，易伤阳气、收引、凝滞

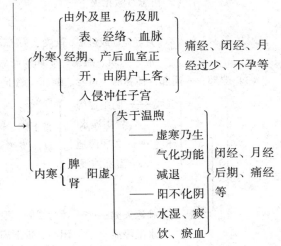

（2）热邪——阳邪，其性炎上

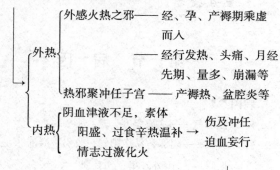

外热
{
外感火热之邪——经、孕、产褥期乘虚而入

——经行发热、头痛、月经先期、量多、崩漏等

热邪聚冲任子宫——产褥热、盆腔炎等
}

内热
{
阴血津液不足，素体阳盛、过食辛热温补 → 伤及冲任迫血妄行

情志过激化火
}

↓

月经先期或过多、吐衄、头痛、情志异常、恶阻、胎漏、子痫、产后发热等

（3）湿邪——阴邪，性黏滞、重着、缠绵、趋下

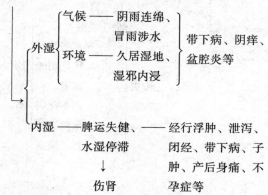

外湿
{
气候 —— 阴雨连绵、冒雨涉水

环境 —— 久居湿地、湿邪内浸
}
带下病、阴痒、盆腔炎等

内湿 ——脾运失健、水湿停滞

↓

伤肾

经行浮肿、泄泻、闭经、带下病、子肿、产后身痛、不孕症等

2. 七情内伤——主要为怒、思、恐

（1）怒——抑郁忿怒——气郁气逆：月经不调、闭经、崩漏、痛经、癥瘕等

（2）思——忧思不解——气结：崩漏、闭经、痛经、月经不调、子肿等

（3）恐——惊恐伤肾——气下：闭经、崩漏、胎动不安、不孕症、滑胎等

3. 生活因素——房劳多产、饮食不节、劳逸失常、跌仆损伤

4. 环境因素——物理、化学因素

5. 病理产物因素——瘀血、痰饮

6. 其他——体质因素

第二节 病 机

脏腑功能失常★★★

1. 肾的病机

（1）肾精亏虚——⎰肾精不足，天癸不能如期而至→闭经
　　　　　　　　⎱冲任不盛，血海不充→月经量少、痛经
　　　　　　　　　胞宫失于濡养→不孕症、胎萎不长

（2）肾气虚——肾的气化、封藏、摄纳功能减退的病理
　　　　　　　　　状态

　　　　　⎧封藏失职，冲任不固 → 月经先期、月经过多、
　　　　　⎪　　崩漏、恶露不绝
　　　　　⎪冲任不固，胎失所系 → 胎漏、胎动不安、滑胎
　　　　　⎨任脉不固，带脉失约 → 带下过多
　　　　　⎪冲任不固，系胞无力 → 阴挺
　　　　　⎩冲任不能相资，不能摄精成孕 → 不孕症

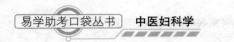

(3) 肾阴虚——肾所藏的阴精不足而发生的病理变化

冲任亏虚，胞 → 月经后期、月经过少、
宫、胞脉失养　　闭经、胎萎不长

带脉失约 → 带下病、阴痒

阴虚生内热，热伏 → 崩漏、经间期出血、
冲任，迫血妄行　　胎漏、胎动不安

孕后阴血下聚冲任以养胎元，阴 → 妊娠眩
虚更甚，肝失所养、肝阳上亢　　晕、子痫

不能上制心火，心肾不交 → 绝经前后诸证

(4) 肾阳虚——全身机能低下，温煦、气化及兴奋施泄
作用减弱的病理状态

冲任虚寒，胞 → 月经后期、闭经、
宫失于温养　　妊娠腹痛、不孕症

阳气虚微，封藏失
职，以致冲任不固 → 崩漏、带下病

气化失司、湿聚成痰、
痰浊阻滞冲任、胞宫 → 闭经、不孕

阳虚不能 → 经行浮肿、经
温煦脾阳　　行泄泻、子肿

阳虚不能温运血脉，
血行迟滞，血瘀阻 → 子宫内膜异位症、
碍生机加重肾虚　　多囊卵巢综合征

(5) 肾阴阳俱虚——阴损及阳、阳损及阴，日久发生的
病理变化

肾阴阳两虚， → 崩漏、绝经前后
冲任气血不调　　诸证、带下病

2. 肝的病机

（1）肝气郁结
- 肝失疏泄，冲任气机不畅 → 月经先后无定期、痛经、闭经、经行乳房胀痛、经行情志异常、缺乳、产后郁证、不孕症等
- 肝气横逆犯脾，肝郁脾虚 → 月经过多、月经过少
- 肝气上逆，经孕期冲脉之气较盛 → 经行呕吐、妊娠恶阻

（2）肝火上炎
- 肝郁化热，冲任伏热，扰动血海 → 月经先期、月经过多、崩漏、胎漏、产后恶露不绝
- 肝火随冲气上逆 → 经行头痛、经行吐衄、子晕
- 肝郁脾虚生湿，肝经湿热下注，使任脉不固，带脉失约 → 带下病、阴痒
- 湿热蕴结胞中，或湿热瘀结，阻滞冲任，冲任不畅 → 不孕症、盆腔炎性疾病、癥瘕

（3）肝血不足
- 日久肝阴耗损，冲任失养 → 月经过少、闭经、不孕症等
- 经孕期阴血不足下注冲任血海 → 妊娠腹痛、产后身痛
- 阴血益虚而化燥生风 → 经行风疹块、妊娠身痒

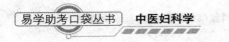

(4) 肝阳上亢
$$\begin{cases} \text{肝阴不足,} \\ \text{阴不维阳} \end{cases} \rightarrow \begin{matrix} \text{经行头痛、经} \\ \text{行眩晕、子晕} \end{matrix}$$

$$\begin{cases} \text{阴虚阳亢、阳化风动、} \\ \text{肝火愈炽、风火相扇} \end{cases} \rightarrow \text{子痫}$$

3. 脾的病机

(1) 脾气虚弱
$$\begin{cases} \text{化源不足,冲任失养,} \\ \text{血海不能按时满盈} \end{cases} \rightarrow \begin{matrix} \text{月经后期、月经过} \\ \text{少、闭经、缺乳} \end{matrix}$$

脾虚血少,胎失所养 → 胎萎不长

$$\begin{cases} \text{气虚统摄无} \\ \text{权,冲任不固} \end{cases} \rightarrow \begin{matrix} \text{月经过多、经期} \\ \text{延长、崩漏、胎漏} \end{matrix}$$

$$\begin{cases} \text{气虚不能托} \\ \text{举,中气下陷} \end{cases} \rightarrow \text{带下病、阴挺}$$

(2) 脾阳不振
$$\begin{cases} \text{阳虚不能升} \\ \text{清降浊和运} \\ \text{化水湿} \end{cases} \rightarrow \begin{matrix} \text{水湿下} \\ \text{注冲任} \end{matrix} \rightarrow \begin{matrix} \text{经行泄泻、} \\ \text{经行浮肿、} \\ \text{带下病} \end{matrix}$$

$$\begin{cases} \text{湿聚成痰,痰} \\ \text{饮壅滞冲任} \end{cases} \rightarrow \begin{matrix} \text{月经过少、闭经、} \\ \text{不孕症、癥瘕} \end{matrix}$$

阳虚损及肾阳→妇科疾病

4. 肺的病机

(1) 肺阴不足,阴虚火旺,经行阴血下注冲任,肺阴益虚,虚火灼伤肺络→经行吐衄

(2) 肺气虚而失于肃降,冲任气血升降失调→子肿、妊娠咳嗽、妊娠小便不通、产后小便不通

气血失常 ★★★

1. 气分病机

（1）气虚——气的能量不足而致气的功能减退的病理状态

      ┌ 气虚冲任不固 → 月经先期、月经过多、崩漏

    └→ 气虚卫外不固 → 产后发热、产后自汗

      └ 气虚血行不畅，血脉涩滞 → 血瘀诸疾

（2）气滞——气推动血和津液的运行不畅，导致相应脏腑、气血、经络的生理功能失常的病理状态

      ┌ 气郁 → 冲任不畅 → 月经先后无定期、痛经、不孕症等

    ├ 气滞生湿酿痰 → 经行浮肿、子肿

    └ 气郁化火，上扰神明 → 经行情志异常、产后郁证

（3）气逆——气机升降失常、上升太过的病理状态

      ┌ 肺气上逆 → 妊娠咳嗽

    ├ 胃气上逆 → 妊娠恶阻

    └ 肝气上逆 → 经行吐衄、经行头痛

（4）气陷——中气不足、冲任失于固摄的病理状态→阴挺

2. 血分病机

（1）血虚——阴血匮乏、血的营养与滋润功能不足的病理状态

             ┌ 耗血太多

     病理状态 ┤ 生化不足

             └ 精不化血

（2）血瘀——血停积流而不畅或他因继发而致的病理变化

（3）血热——血分伏热、脉中血流增速，甚至迫血妄行

$$病理状态\begin{cases}素体阳盛\\过食辛热\\郁而化热\\阴虚血热\end{cases}$$

（4）血寒——血脉凝滞收引，机体功能减退的病理状态

$$病理状态\begin{cases}感受寒邪\\素体阳虚\end{cases}$$

冲任损伤★★★

冲任损伤：冲任虚衰、冲任不固、冲任失调、冲任阻滞、热蕴冲任、寒凝冲任、冲气上逆

胞宫、胞脉、胞络受损★★

$$形质异常\begin{cases}先天发育不良——幼稚子宫、畸\\\qquad\qquad\qquad\quad 形、过度屈曲\\后天损伤——手术损伤\end{cases}\begin{cases}月经不调、痛\\经、滑胎、癥\\瘕、不孕症\end{cases}$$

$$胞宫\begin{cases}藏泻失司——藏而不泻——月经后期、闭经、带下\\\qquad\qquad\qquad\qquad\qquad\quad 过少、胎死不下等\\泻而不藏——流产、早产、经期延长、带下病、恶\\\qquad\qquad\qquad\qquad\quad 露不绝等\\闭阻不畅——闭经、不孕症等\end{cases}$$

妇产科病因病机示意图★★★

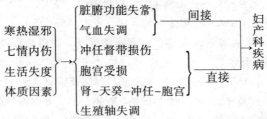

胞宫、胞脉、胞络失养、创伤与肾-天癸-冲任-胞宫轴失调的病机★★

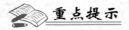

重点提示

第三节　妇科疾病的诊法

四诊★★★

一、问诊

1. 问年龄——不同年龄阶段，生理状况各异，病理特点亦不同

青春期——肾气未充——月经失调、崩漏、痛经等

中年期——经、孕、产、乳数伤于血——经、带、胎、产等疾病

老年期——脾肾虚衰——绝经前后诸证、癥瘕等

2. 问主诉——患者主要症状、严重程度和病程

3. 问现病史——发病原因或诱因、起病缓急、疾病发展

过程、诊疗经过与效果、检查结果、现有症状、一般情况等

4. **问月经史**——初潮年龄、月经周期、经期、经量、经色、经质、气味、经期前后的症状、末次月经情况；绝经后妇女应了解绝经年龄及绝经前后不适症状、阴道是否流血、分泌物情况等

5. **问带下**——带下量、色、质、气味及伴随症状

6. **问婚产史**——未婚、已婚、再婚；已婚者应询问结婚（再婚）年龄、配偶及性生活状况、孕产次数、有无堕胎、小产、难产、死胎、葡萄胎、胎前产后诸病，以及避孕措施等

7. **问既往史**——既往健康情况、患病情况、手术史、外伤史、预防接种史、输血史、药物过敏史

8. **问家族史**——遗传病、传染病

9. **问个人史**——生活居住情况、出生地与工作环境、个人嗜好

二、望诊

1. **形神**——了解其精气的盛衰、明确疾病性质、判断病情的轻重与预后

2. **面色**——了解其脏腑气血盛衰和邪气消长情况

3. **唇舌**——包括口唇、舌质、舌苔，了解人体生理功能和病理变化

4. **毛发**——反映肾精营血的盛亏

5. **月经**——观察月经量、颜色、性质

6. **带下**——观察带下量、颜色、性质

7. **恶露**——观察恶露量增多与减少、颜色、性质

8. **乳房和乳汁**——观察乳房、乳晕、乳头、乳汁质地

9. **阴户、阴道**——观察形态、色泽及带下

三、闻诊

听（闻）
{
声音——语音、呼吸、嗳气、叹息、痰喘、咳嗽等
胎儿——胎心音频率、节律、音量
气味——月经、带下、恶露的气味
}

四、切诊

1. 切脉

（1）月经脉
{
常脉——月经将至或经期——脉滑利
病脉——根据病证相应出现
}

（2）带下脉
{
常脉——与一般常脉同
病脉——据病证相应出现
}

（3）妊娠脉
{
常脉——六脉平和而滑利，按之不绝，尺脉尤甚
病脉——据病证相应出现
}

（4）临产脉
{
常脉——离经脉
病脉——据病证而现
}

（5）产后脉
{
常脉——虚缓平和
病脉——据病证而现
}

2. 按肌肤——了解肌肤冷热、润燥、浮肿等

3. 按胸部——了解乳房形态、大小、质地软硬，有无结节、肿块及其大小、性质、活动度，有无触痛，表面是否光滑、是否有溢乳及溢血

4. 按腹部——了解腹部的软硬、温凉、压痛、包块（部位、大小、质地、活动度、疼痛、与周围脏器的关系）

第四节　妇科疾病的辨证方法

辨证方法★★★

1. **脏腑辨证**——肾病辨证、心病辨证、肝病辨证、脾病辨证、肺病辨证

2. **气血辨证**——气虚证、气滞证、气逆证、气陷证、血虚证、血瘀证、血热证（虚实）、血寒证（虚实）

辨证要点★★

1. **月经病**——以月经期、量、色、质、气味变化结合全身症状、舌脉作为辨证的依据

2. **带下病**——以带下量、色、质、气味的变化结合全身症状、舌脉作为依据

3. **妊娠病**——首先分清属母病或胎病，同时辨明胎儿情况，再根据妊娠病不同临床主症的特点进行辨证

4. **产后病**——注重"产后三审"：小腹痛与不痛、大便通与不通、乳汁与饮食多少，再根据恶露的量、色、质和气味，乳汁量、色、质，饮食，二便，腹痛状况，并结合全身证候、舌脉为辨证依据

第四章 ▶▶ 妇科疾病的治法概要

★★★掌握常用内治法、外治法及代表方药

★★★掌握妇科血崩证、急腹症、高热证、厥脱证的应急处理

★★熟悉妇科血崩证、急腹症、高热证、厥脱证的病因、主要证候

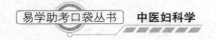 重点提示

第一节 常用内治法

内治法★★★

1. 调理脏腑

(1) 滋肾补肾
{
滋养肾阴（六味地黄丸、左归丸、养精
种玉汤）

温补肾阳（肾气丸、右归丸、内补丸）

补益肾气（肾气丸、寿胎丸、毓麟珠）
}

(2) 养心安神
{
养血安神（四物汤、酸枣仁汤、归脾汤）

清心安神（二齿安神汤、天王补心丹）
}

(3) 疏肝养肝
{
疏肝解郁（丹栀逍遥散、四逆散、柴胡
疏肝散）

养血柔肝（羚角钩藤汤、镇肝熄风汤、
三甲复脉汤）

扶脾抑肝（痛泻要方）

疏肝清热利湿（龙胆泻肝汤、清肝止淋
汤、四妙散）
}

(4) 健脾和胃
{
健脾养血（八珍汤、人参养荣丸）

健脾除湿（完带汤、白术散、苍附导痰丸）

补气摄血（举元煎、六味回阳饮、固本止
崩汤、独参汤、参附汤）

和胃降逆（香砂六君子汤、陈夏六君汤、
理中汤）
}

2. 调理气血

补益气血（四物汤、胶艾四物汤、当归补血汤、人参养荣汤、滋血汤等）

理气行滞（逍遥散、四逆散、柴胡疏肝散等）

活血化瘀（桂枝茯苓丸、少腹逐瘀汤、生化汤等）

温经散寒（良方温经汤、吴茱萸汤、艾附暖宫丸）

清热凉血（清经散、清热固经汤、保阴煎）

祛湿化痰（止带方、萆薢渗湿汤、龙胆泻肝汤）

3. 调理奇经

补益奇经（四乌鲗骨一蔍茹丸、温经汤、加味吴茱萸汤等）

固摄奇经（完带汤、健固汤、补中益气汤等）

通利奇经（少腹逐瘀汤、苍附导痰丸、桃红四物汤等）

镇安奇经（小半夏加茯苓汤、紫苏饮）

4. 调理月经周期

经期：活血调经（五味调经散）

经后期：补益肝肾、固护阴血（归芍地黄汤）

经间期：重阴转阳，促进排卵（促排卵汤）

经前期：补肾助阳，维持黄体功能（补肾助孕汤）

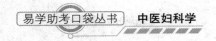

第二节 常用外治法

外治法★★★ {
外阴熏洗
阴道冲洗
阴道纳药
宫腔注入
肛门导入
外敷、热熨
药物离子导入
针灸、推拿
}

第三节 急症治疗

应急处理★★★

1. 血崩证——止血

（1）应急治疗——中西止血药快速、大量，速效止血

（2）辨证 {
血热——牛膝、贯众注射液
血瘀——三七注射液
脾气亏虚或肾阳不足——生脉或参附注
　　　　　　　　　　　　射液
}

（3）辨病 {
月经病
妊娠病
产后病
}

血崩证：治以止血为首务。血热用贯众注射液；血瘀用

三七注射液；脾虚气弱或肾阳不足用生脉或参附注射液；肾阴虚用参麦注射液。必要时结合西医止血对症治疗。

2. 急腹症——腹痛

（1）经——痛经、子宫内膜异位症、子宫腺肌症、排卵痛

（2）孕——流产、异位妊娠

（3）产——胎盘早剥、子宫破裂

（4）杂——子宫肌瘤变性、卵巢囊肿蒂扭转、急性盆腔炎

急腹症：血瘀可用龙血竭胶囊、丹参注射液；寒凝可用当归注射液、参附注射液；湿热可用清开灵注射液。同时可以配合针灸治疗。必要时中西医结合治疗。

3. 高热证 $\begin{cases} \text{可用清开灵注射液、穿琥宁注射液等} \\ \text{持续高热者结合西医对症治疗} \end{cases}$

第五章 ▶ 预防与保健

★★★ 掌握孕期摄生保健、绝经期卫生保健

★★ 熟悉新婚期卫生、产后调护、"中兴"理论、老年期
卫生保健

★ 了解青春期生理特点与月经期卫生、选择婚配和婚前
检查对优生优育的意义、新婚期的心理及生理变化、
哺乳期卫生、"中兴"理论的临床应用

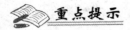 **重点提示**

一、月经期保健

月经期生理——血海由满而泻，子门正开，血室空虚，邪气易于入侵；同时气血失调，情绪易于波动，机体抵抗力下降，若调摄不当则易致疾病。

月经期卫生★

- 保持外阴清洁
- 不宜当风感寒、冒雨涉水、冷水洗脚或洗冷水浴
- 避免剧烈运动和重体力劳动
- 宜食清淡而富于营养之品
- 保持心情舒畅

二、妊娠期保健

妊娠期卫生★★
- 不宜剧烈活动和从事重体力劳动，亦不宜过于安逸、长期卧床
- 勿令过饥过饱，不宜过食寒凉，忌食辛辣、苦寒、滑利峻泻之品
- 谨慎房事，孕早期3个月和孕晚期2个月更应避免
- 加强精神关怀，普及妊娠、分娩常识
- 定期产前检查，及时治疗与处理
- 用药宜慎
- 调节情志，注意胎教

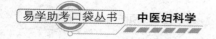

三、产褥期保健

产褥期
保健★★★
{
保持外阴清洁、干燥，经常擦浴、换洗内衣，
调摄生活，充分休息，不宜过早、过度操劳
产褥期严禁房事
产后 42 天应进行较详细的检查
}

四、哺乳期保健

哺乳期卫生★
{
乳母保证情绪、睡眠、营养、劳逸适度
每次哺乳前注意清洗
产后半小时即可哺乳
落实避孕措施，不宜服用避孕药
}

五、绝经前后保健

《景岳全书》→人到中年左右，当大为修理一番，则再振根基及早重视、重修声息、防治疾病、调畅情志★★

绝经期卫生
保健★★★
{
劳逸结合
起居规律、调节饮食、调理心态、节制房事
定期体检（每半年至 1 年一次）
}

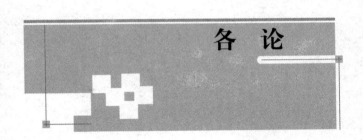

各 论

第六章 ➡️ 月经病

★★★ 掌握月经先期、月经后期、月经先后无定期、月
　　 经过多、月经过少、经期延长、经间期出血、崩
　　 漏、闭经、痛经、经行前后诸证、绝经前后诸证、
　　 经断复来、绝经妇女骨质疏松症的定义及辨证论
　　 治，崩漏的诊断、鉴别诊断及应急处理，痛经的
　　 应急处理

★★ 熟悉月经先期、月经后期、月经先后无定期、月经
　　 过少、经期延长、经间期出血、崩漏、闭经、痛经、
　　 经行前后诸证、绝经前后诸证的病因病机、诊断与
　　 鉴别诊断；熟悉绝经妇女骨质疏松症的病因病机

★★ 熟悉功血、多囊卵巢综合征、子宫内膜异位症的临
　　 床表现、诊断、鉴别诊断、治疗原则及辨治方法；
　　 熟悉月经过多的病因病机

★ 了解崩漏的历史沿革

★ 了解经断复来的诊断要排除的恶性病变

★ 了解预防绝经后妇女骨质疏松症的重要性

★ 了解功血的定义、病因病理、中医崩漏与西医"功血"
　 的关系及中医治疗的思路

★ 了解子宫内膜异位症的定义、发病机制和主要病理变化

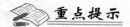 重点提示

第一节　月经先期

定义★★★

月经先期是指月经周期提前 7 天以上，甚至 10 余日一行，连续 3 个周期以上的疾病。

1. **要点**——周期提前 7 天以上，经量、色、质和经期基本正常，并非偶尔一次

2. **区别** {
如仅提前 3~5 天，且无其他明显症状者，属正常范围

偶尔超前一次者，亦不作月经先期论
}

3. **临床疾病**——主要包括功血和盆腔炎等出现月经提前者

病因病机★★

1. **病因**

（1）气虚 {
脾气虚弱：伤食、劳倦、多思——损伤脾气，心脾气虚，中气虚弱

肾气虚弱：久病伤肾、多劳房产等——肾气虚弱
}

（2）血热 {
阳盛血热：过食辛辣——阳盛生热

阴血不足：伤阴、耗血——虚热内生

素体抑郁，肝气郁结——郁久化热
}

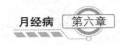

2. **病机** —— 气虚则统摄无权，冲任不固

　　　　　　→ 血热则热伏冲任 —— 伤及子宫，血海不宁

（1）气虚 { 中气虚弱 —— 统摄无权
　　　　　 肾气虚弱 —— 封藏失职 } 冲任不固，血海
　　　　　　　　　　　　　　　　　　不宁，月经先期

（2）血热 { 阳盛生热
　　　　　 肝郁化热 } 热扰冲任
　　　　　 阴虚内热 —— 热伏冲任

诊断要点 ★★

1. 症状 { 主症 —— 月经提前来潮，周期不足 21 天，且连
　　　　　　　　 续出现 3 个周期以上，经期基本正常
　　　　　 兼症 —— 可伴月经过多

2. **体征** —— 妇科检查盆腔无器质性病变者，多属黄体功
能不足之排卵性月经失调；有盆腔炎症体征者，应属盆腔炎
所引起的月经先期

3. 辅助检查 { BBT 呈双相、黄体期 <11 天
　　　　　　　排卵后体温上升 <0.3℃ } 明确黄
　　　　　　　子宫内膜活检呈分泌反应不良   体功能
　　　　　　　（月经来潮 12 小时内）

鉴别诊断 ★★

1. **经间期出血** —— 常发生在月经周期第 12～16 天，出血
量少，持续数小时至 7 天自止，或为带下中夹有血丝，结合
BBT 测定，即可确诊

2. **月经先期** —— 每次出血量大致相同，且出血时间不在
排卵期，持续时间一般与正常月经基本相同

辨证论治 ★★★

1. 辨证要点——重在周期的提前及经量、色、质的变化，结合全身证候及舌脉辨其属实、属虚、属热。

（1）气虚——周期提前或兼量多、色淡、质稀，脉弱

（2）血热——周期提前或兼量多或少，经色红，质稠，舌质红，脉数；若脉虚而数者为虚热；若仅见周期提前而量、色、质无明显异常，还可根据素体情况、全身证候及舌脉进行辨证

2. 证型辨别

表6-1　月经先期的证型辨别

证型		妇科特征				全身症状	舌脉
		期	量	色	质		
气虚证	脾气虚证	提前	或多	淡红	清稀	脾气虚证	舌淡红苔薄白，脉细弱
	肾气虚证	提前	或多或少	淡暗	清稀	肾气虚证	舌淡暗苔白润，脉沉细
血热证	阳盛血热证	提前	多	深红或紫红	黏稠	阳盛血热证	舌质红苔黄，脉数或滑数
	阴虚血热证	提前	少或多	红	稠	阴虚血热证	舌质红苔少，脉细数
	肝郁血热证	提前	或多或少	深红或紫红	稠或有块	肝郁血热证	舌红苔薄黄，脉弦数

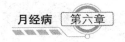

3. 治疗原则

（1）气虚 $\begin{cases} 脾气虚——补脾益气 \\ 肾气虚——补益肾气 \end{cases}$ 摄血调经

（2）血热 $\begin{cases} 阳盛血热——清热凉血调经 \\ 阴虚血热——滋阴清热调经 \\ 肝郁血热——疏肝清热，凉血调经 \end{cases}$

4. 分型论治

表 6-2　月经先期的分型论治

证型		治法	主方	药物组成
气虚证	脾气虚证	补脾益气，摄血调经	补中益气汤	人参、黄芪、甘草、当归、陈皮、升麻、柴胡、白术
			归脾汤	白术、茯神、黄芪、龙眼肉、酸枣仁、人参、木香、当归、远志、生姜、大枣、甘草
	肾气虚证	补益肾气，固冲调经	固阴煎	菟丝子、熟地黄、山茱萸、人参、山药、炙甘草、五味子、远志
血热证	阳盛血热证	清热凉血调经	清经散	牡丹皮、地骨皮、白芍、熟地黄、青蒿、黄柏、茯苓
	阴虚血热证	养阴清热调经	两地汤	生地黄、地骨皮、玄参、麦冬、阿胶、白芍
	肝郁血热证	疏肝清热，凉血调经	丹栀逍遥散	牡丹皮、栀子、当归、白芍、柴胡、白术、茯苓、煨姜、薄荷、炙甘草

5. 重点方剂——清经散、两地汤

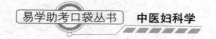

第二节　月经后期

定义★★★

月经后期是指月经周期延长 7 天以上，甚至 3~5 个月一行的疾病，连续出现 3 个周期以上。

1. 要点——月经周期延长 7 天以上，一般认为要连续出现 3 个周期以上

2. 区别
- 每次仅延后三五天，或偶然延后一次，下次仍如期来潮者，不作月经后期论
- 青春期月经初潮后 1 年内，或围绝经期绝经前，周期时有延后，且无其他证候者，亦不作病论

3. 临床疾病——主要包括月经稀发等疾病

病因病机★★

1. 病因

(1) 虚
- 素体虚弱：营血不足——阴血不足
- 肾气不足：劳产伤肾——肾虚精亏血少
- 脾虚失运：久病、产时失血——阴血亏虚
- 阳虚内寒：素体阳虚，久病伤阳——脏腑失温，生化失期，气虚血少

(2) 实
- 外感寒邪：过食寒凉——寒搏于血，血行不畅
- 素多忧郁，气机不宣——血为气滞，运行不畅
- 素体肥胖，脾失健运——痰湿壅滞胞脉，血行不畅

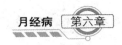

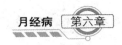

2. **病机**——精血不足，冲任不充，血海空虚；邪气阻滞，血行不畅，冲任受阻

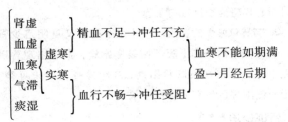

诊断要点★★

1. 症状

（1）主症——月经周期延后7天以上，甚至3~5个月一行，一般认为要连续出现3个月经周期以上

（2）兼症——可伴经量及经期的异常

2. 体征——妇科检查了解子宫大小：正常或略小

3. 辅助检查

尿妊娠试验阴性

BBT测定
生殖激素测定 } 了解卵巢功能

B超——了解子宫、卵巢的发育和病变

鉴别诊断★★

1. 与早孕鉴别

早孕——育龄期妇女过期未潮，尿或血检查妊娠试验阳性；B超检查见宫内孕囊；早孕反应；子宫体增大

月经后期——无以上表现，且以往多有月经失调病史

2. 与胎漏的鉴别——月经过期后又见阴道少量出血，或伴轻微腹痛。辅助检查妊娠试验阳性；子宫增大符合妊娠月份；B超检查见宫内孕囊

3. 与异位妊娠的鉴别——月经逾期后又见阴道少量出血，或突然出现一侧下腹部撕裂样剧痛，甚至出现昏厥或休克。辅助检查妊娠试验阳性；B超检查宫内未见孕囊，或于一侧附件区见有混合性包块

辨证论治★★★

1. 辨证要点——本病辨证应根据月经的量、色、质及全身证候，结合舌脉辨其虚、实、寒、热

肾虚见经色暗淡、质清稀，腰酸腿软

血虚见经色淡、质稀，头晕心悸

虚寒见经色淡、质稀，小腹隐痛，喜暖喜按

实寒见经色暗或有块，小腹冷痛拒按 ⎬ 月经 ⎰后期

气滞见经色暗红或有血块，小腹胀痛，精 ⎱量少

神抑郁

痰湿见经血夹杂黏液，形体肥胖，腹满便溏

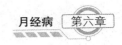

2. 证型辨别

表6-3 月经后期的证型辨别

证型		妇科特征			全身症状	舌脉
		期	量	色	质	
肾虚证		延后	少	暗淡	清稀	肾虚证	舌淡苔薄白，脉沉细
血虚证		延后	少	淡红	清稀	血虚证	舌淡红，脉细弱
血寒证	虚寒证	延后	少	淡红	清稀	虚寒证	舌淡苔白，脉沉迟或细弱
	实寒证	延后	少	暗	有块	实寒证	舌质淡暗，苔白，脉沉紧
气滞证		延后	少或正常	暗红	或有块	气滞证	舌质正常或红苔薄白或微黄，脉弦或弦数
痰湿证		延后	少	夹杂	黏液	痰湿证	舌淡胖苔白腻，脉滑

说明：表头第一行妇科特征跨期、量、色、质四列。

3. 治疗原则——重在调理冲任、疏通胞脉以调经，"虚者补之、实者泻之、寒者温之、滞者行之、痰者化之"，分别施治

（1）虚证——补肾助阳，或补血填精，或温阳散寒

（2）实证——温经散寒，或理气行滞，或燥湿化痰

（3）虚实夹杂者——分别主次而兼治之

（4）本病属虚属寒者多，但不宜过用辛燥及破血之品

4. 分型论治

表6-4　月经后期的分型论治

证型		治法	主方	药物组成
肾虚证		补肾助阳，养血调经	当归地黄饮	当归、熟地黄、山茱萸、山药、杜仲、怀牛膝、甘草
血虚证		补血填精，益气调经	大补元煎	人参、山药、熟地黄、杜仲、当归、山茱萸、枸杞子、炙甘草
血寒证	虚寒证	温阳散寒，养血调经	金匮温经汤	当归、吴茱萸、桂枝、白芍、川芎、生姜、牡丹皮、法半夏、麦冬、人参、阿胶、甘草
	实寒证	温经散寒，活血调经	良方温经汤	当归、川芎、白芍、桂心、牡丹皮、莪术、人参、甘草、牛膝
气滞证		理气行滞，和血调经	乌药汤	乌药、香附、木香、当归、甘草
痰湿证		燥湿化痰，理气调经	苍附导痰丸	茯苓、半夏、陈皮、甘草、苍术、香附、胆南星、枳壳、生姜、神曲

第三节　月经先后无定期

定义★★★

月经先后无定期是指月经周期时或提前、时或延后7天以上，交替不定且连续3个周期以上的疾病。

1. 要点——以月经周期紊乱为特征

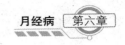

2. **区别**——仅提前或错后 3 ~ 5 天，不作月经先后无定期论

3. **临床疾病**——主要包括排卵障碍性异常子宫出血出现月经先后无定期征象者

病因病机 ★★

1. **病因**——多为肝郁和肾虚

（1）情志抑郁，忿怒伤肝——→肝气逆乱

（2）肾气不足，久病、多产、房劳伤肾——→肾气亏损

2. **病机**——肝肾功能失常，冲任失调，血海蓄溢失常

$$\left.\begin{array}{l}\text{肝郁→疏泄失常}\\\text{肾虚→藏泻失司}\end{array}\right\}\text{冲任失调}\longrightarrow\text{血海蓄溢失常}\longrightarrow$$

$$\left\{\begin{array}{l}\text{疏泄}\left\{\begin{array}{l}\text{太过——先期而至}\\\text{不及——后期而至}\end{array}\right.\\\text{应藏不藏——先期而至}\\\text{当泻不泻——后期而至}\end{array}\right\}\text{月经先后无定期}$$

诊断要点 ★★

1. **症状**——月经不按周期来潮，提前或延后 7 天以上，并连续 3 个周期以上

2. **体征**——妇科检查子宫大小正常或偏小

3. **辅助检查**——生殖激素测定，可表现为黄体不健或伴催乳素升高

鉴别诊断 ★★

崩漏——阴道出血完全没有周期性，并同时出现经期和经量的异常；性激素检查雌激素、孕激素及垂体激素异常；

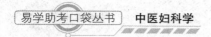

基础体温（BBT）单相；子宫内膜诊刮可帮助诊断

辨证论治★★★

1. 辨证要点——本病辨证应结合月经的量、色、质及全身症状和舌脉综合分析

2. 证型辨别

表6-5　月经先后无定期的证型辨别

证型	妇科特征				全身症状	舌脉
	期	量	色	质		
肝郁证	或先或后	或多或少	暗红	有块	肝郁证	苔薄白或薄黄，脉弦
肾虚证	或先或后	少	暗淡	稀	肾虚证	舌淡苔白，脉沉细

3. 治疗原则——疏肝补肾，调和冲任

4. 分型论治

表6-6　月经先后无定期的分型论治

证型	治法	主方	药物组成
肝郁证	疏肝解郁，和血调经	逍遥散	柴胡、白术、茯苓、当归、白芍、薄荷、煨姜
肾虚证	补肾益气，养血调经	固阴煎	菟丝子、熟地黄、山茱萸、人参、山药、炙甘草、五味子、远志

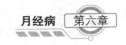

第四节 月经过多

定义★★★

月经过多是指月经量较正常明显增多，或每次经行总量超过 80mL，而周期、经期基本正常的疾病。

1. **要点**——指经量的明显增多，或超过 80mL

2. **临床疾病** { 排卵障碍性异常子宫出血
盆腔器质性病变，如炎症、肿瘤
宫内节育器

病因病机★★

1. **病因**——气虚、血热、血瘀

(1) 体虚伤食，劳思久病→损伤脾气，中气不足

(2) 阳盛肝郁，过食辛辣，外感热邪→热扰冲任

(3) 抑郁血滞，经产之后→血瘀内停

2. **病机**——冲任不固，经血失于制约

气虚→冲任不固→血失统摄
血热→热扰冲任→迫血妄行 } 经行量多
血瘀→瘀阻冲任→血不归经

诊断要点★

1. **症状**

(1) 主症——月经量较平时明显增多，或超过 80mL，但在一定时间内能自然停止。月经周期、经期一般正常

（2）兼症 $\begin{cases} 可伴月经提前或延后，按周期规律 \\ 行经时间延长 \\ 血虚、痛经、不孕、癥瘕等 \end{cases}$

2. **体征**——妇检功血患者及宫内节育器致月经过多者，盆腔器官无明显器质性病变，而子宫肌瘤等多见阳性体征

3. **辅助检查** $\begin{cases} 卵巢功能测定 \\ 子宫内膜病理检查 \end{cases}$ 诊断异常子宫出血

$\begin{cases} B 超——盆腔器质性病变者 \\ 宫腔镜检查——明确子宫内膜息肉，黏膜下 \\ \quad 子宫肌瘤等疾病的诊断 \\ 血液学检查——排除血小板减少症、再生障 \\ \quad 碍性贫血等血液疾病 \end{cases}$

鉴别诊断★

1. **崩漏**——多有月经不调史或不孕史，多发生于青春期和绝经前后，主要表现为子宫不规则出血，无规律的月经周期。辅助检查：生殖器官无明显器质性病变，BBT单相

2. **癥瘕**——月经量多，病程长。B超、宫腔镜检查有助于发现子宫内膜息肉、黏膜下肌瘤等

3. **血小板减少症、再生障碍性贫血等血液疾病**——血液病史，月经量多，或有皮下出血、牙龈出血等全身的出血症状。辅助检查：血液学检查等有助于鉴别

辨证论治★★★

1. **辨证要点**——本病辨证重在经色、质等，结合全身症状及舌脉，辨其虚、热、瘀

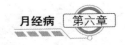

2. 证型辨别

表6-7　月经过多的证型辨别

证型	妇科特征				全身症状	舌脉
	量	色	质	期		
气虚证	多	淡红	清稀	正常	气虚证	舌淡苔薄，脉细弱
血热证	多	鲜红或深红	黏稠有块	正常	血热证	舌红苔黄，脉滑数
血瘀证	多	紫暗	有血块	正常	血瘀证	舌紫暗或有瘀点，脉涩

3. 治疗原则

（1）经期——重在固冲调经

（2）平时——重在调理气血；气虚者宜益气摄血，血热者宜清热凉血，血瘀者宜化瘀止血

4. 分型论治

表6-8　月经过多的分型论治

证型	治法	主方	药物组成
气虚证	补气摄血固冲	举元煎	人参、黄芪、白术、升麻、炙甘草
血热证	清热凉血，固冲止血	保阴煎加地榆、茜草、马齿苋	生地、熟地黄、黄芩、黄柏、白芍、山药、续断、甘草、地榆、茜草、马齿苋
血瘀证	活血化瘀止血	失笑散加益母草、三七、茜草	蒲黄、五灵脂、益母草、三七、茜草

5. 重点方剂——举元煎、保阴煎

第五节 月经过少

定义★★★

月经周期正常，月经量明显少于平时正常经量的1/2，或少于20mL，或行经时间不足2天，甚或点滴即净的疾病。

1. **要点**——经量明显减少，一般认为月经量少于20mL为月经过少，一般周期尚正常

2. **临床疾病** $\begin{cases} \text{子宫发育不良等器质性病变，卵} \\ \text{巢储备功能低下等疾病} \\ \text{人工流产及其他宫腔操作不当} \end{cases}$ $\begin{array}{l}\text{导致的月}\\\text{经过少}\end{array}$

病因病机★★

1. **病因**——临床多以肾虚、血虚、血瘀、痰湿为多见

（1）肾气不足，产劳伤肾——肾气不足

（2）体虚伤血，脾虚失化——血海亏虚

（3）邪血结瘀，素多忧郁——瘀血内停

（4）素多痰湿，脾失健运——痰湿阻滞

2. **病机**——冲任气血亏虚、冲任气血不畅

虚 $\begin{cases} \text{肾虚} \\ \text{血虚} \end{cases}$ 冲任气血不足，经血乏源

实 $\begin{cases} \text{血瘀} \\ \text{痰湿} \end{cases}$ 冲任壅塞，血行不畅 $\left.\begin{array}{l} \\ \\ \\ \\ \end{array}\right\}$月经量少

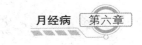

诊断要点★★

1. **症状** ──┤
  主症──经量明显减少，甚或点滴即净，月经周期可正常
  兼症──可伴周期异常，如与月经后期并见

2. **体征**──妇科检查盆腔器官基本正常或子宫体偏小

3. **辅助检查**──┤
  妇科内分泌激素测定──评价性腺与内分泌功能
  B超
  诊断性刮宫
  宫腔镜检查
  子宫碘油造影
  │明确│
  子宫发育不良
  子宫内膜结核
  子宫内膜炎
  宫腔粘连
  │等诊断

4. **病史**──可有失血、长期口服避孕药史，以及反复流产或刮宫等病史

鉴别诊断★★

1. **经间期出血**──一般出血量较月经量少，发生于在两次月经中间（即排卵期），出血时间短，可自行停止，结合BBT测定、B超多能鉴别

2. **激经**──是指受孕早期，月经仍按月来潮，量少，无损胎儿发育，可伴早孕反应，妊娠试验阳性，B超检查可见子宫腔内有孕囊、胚芽或胎心搏动等

3. **胎漏**──月经过期未至，阴道少量出血，或伴轻微腹痛。辅助检查：妊娠试验阳性；子宫增大符合妊娠月份；B超检查见宫内孕囊

4. **异位妊娠**──月经过期，阴道少量出血，可突然出现一侧下腹部撕裂样剧痛，甚至出现昏厥或休克。辅助检查：

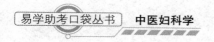

妊娠试验阳性；B超示宫内未见孕囊，或于一侧附件区见有混合性包块

辨证论治★★★

1. **辨证要点**——本病辨证应从月经的色、质变化，结合全身证候及舌脉以辨虚、实、瘀

（1）虚——经色暗淡，质清稀

（2）实——经色紫暗，有块或质黏腻如痰

2. **证型辨别**

表6-9　月经过少的证型辨别

证型	妇科特征				全身症状	舌脉
	量	色	质	期		
肾虚证	素少或渐少	暗淡	稀	正常	肾虚证	舌淡，脉沉弱或沉迟
血虚证	渐少或点滴即净	淡	稀	正常	血虚证	舌淡红，脉细
血瘀证	涩少	紫暗	有血块	正常	血瘀证	舌紫暗或有瘀斑、瘀点，脉沉弦或沉涩
痰湿证	少	淡红	黏腻如痰	正常	痰湿证	舌淡苔白腻，脉滑

3. **治疗原则**——补肾活血，活血调经，虚者补之，实者泻之

（1）虚 $\begin{cases} 肾虚——补肾益精，养血调经 \\ 血虚——养血益气调经 \end{cases}$

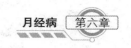

（2）实——活血通利 {
血瘀——活血化瘀调经
痰湿——化痰燥湿调经
}

（3）虚实错杂——攻补兼施

4. 分型论治

表6-10　月经过少的分型论治

证型	治法	主方	药物组成
肾虚证	补肾益精，养血调经	归肾丸	菟丝子、杜仲、枸杞子、山茱萸、当归、熟地黄、山药、茯苓
血虚证	养血益气调经	滋血汤	人参、当归、黄芪、山药、茯苓、川芎、白芍、熟地黄
血瘀证	活血化瘀调经	桃红四物汤	桃仁、红花、当归、熟地黄、白芍、川芎
痰湿证	化痰燥湿调经	苍附导痰丸	茯苓、法半夏、陈皮、甘草、苍术、香附、胆南星、枳壳、生姜、神曲

5. 重点方剂——归肾丸、苍附导痰丸

第六节　经期延长

定义★★★

经期延长是指月经周期基本正常，经期超过7天，甚或淋沥半月方净的疾病。

1. 要点——行经期延长超过7天，月经周期基本正常

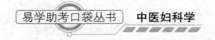

2. 临床疾病

主要包括 { 排卵性功能血的黄体萎缩不全 盆腔炎 计划生育手术后 } 引起经期延长

病因病机 ★★

1. 病因

（1）体虚伤食，思劳过度——损伤脾气，中气不足

（2）素体阴虚，伤阴耗血——阴虚内热

（3）经产之后，调摄不当——湿热之邪蕴结冲任，扰动
血海

（4）抑郁忿怒，外邪侵入——瘀血内停

2. 病机——冲任不固或冲任损伤，经血失约

气虚——冲任不固
虚热——热扰冲任
湿热——扰动血海
血瘀——瘀阻冲任 } 经血失约——经期延长

诊断要点 ★★

1. 症状

（1）主症——行经时间超过 7 天，甚至淋沥半月始净，
月经周期基本正常

（2）兼症 { 或伴有经量增多 或伴有下腹痛，腰骶坠痛或白带增多

2. 体征——妇科检查多无明显器质性病变，应注意排除
因宫颈糜烂、息肉等引起的经期延长

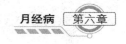

3. **辅助检查** { BBT 测定 / B 超 / 妇科内分泌激素测定 / 子宫内膜病理检查 / 宫腔镜 } 明确诊断

鉴别诊断★★

1. **崩漏**——多有月经不调或不孕史，多发生于青春期和绝经前后；主要表现为子宫不规则出血，周期、经期、经量皆紊乱；辅检示生殖器官无明显器质性病变；BBT 单相

2. **癥瘕**——月经量多，病程长、药物效果不佳。B 超、宫腔镜检查有助于发现子宫内膜息肉、黏膜下肌瘤、子宫腺肌病等

辨证论治★★★

1. **辨证要点**——本病辨证以月经量、色、质为主，结合全身证候、舌脉综合分析辨其虚、热、瘀

2. **证型辨别**

表6-11 经期延长的证型辨别

证型	妇科特征				全身症状	舌脉
	期	量	色	质		
气虚证	过期不净	多	淡	稀	气虚证	舌淡苔薄，脉缓弱
阴虚血热证	经行时间延长	少	鲜红	稠	虚热证	舌红苔少，脉细数

续表

证型	妇科特征				全身症状	舌脉
	期	量	色	质		
湿热蕴结证	经行时间延长	不多	暗	黏稠	湿热证	舌红苔黄腻，脉滑数
血瘀证	经行时间延长	或多或少	紫暗	有块	血瘀证	舌紫暗或有瘀点，脉弦涩

3. 治疗原则——重在调经止血，缩短经期

4. 分型论治

表6-12　经期延长的分型论治

证型	治法	主　方	药物组成
气虚证	补气摄血，固冲调经	举元煎加阿胶、艾叶、海螵蛸	人参、黄芪、白术、升麻、炙甘草、阿胶、艾叶、海螵蛸
阴虚血热证	养阴清热，凉血止血	两地汤合二至丸	生地黄、地骨皮、玄参、麦冬、阿胶、白芍、女贞子、旱莲草
湿热蕴结证	清热祛湿，止血调经	固经丸加败酱草、鱼腥草	龟甲、白芍、黄芩、椿根皮、黄柏、香附
血瘀证	活血祛瘀，理冲止血	桃红四物汤合失笑散加味	桃仁、红花、当归、熟地黄、白芍、川芎、蒲黄、五灵脂

第七节　经间期出血

定义★★★

经间期出血是指两次月经中间，即氤氲之时，出现周期

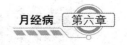

性的少量阴道出血的疾病。

1. **要点**——两次月经中间出现周期性的少量阴道出血

2. **临床疾病**——围排卵期出血

病因病机★★

1. **病因**
- 阴虚阳动，或阴虚及阳→肾阴偏虚
- 湿郁生热，肝郁伐脾→水湿内生，蕴而化热
- 经产留瘀，七情内伤→瘀血内停

2. **病机**——氤氲之时，阴阳转化不协调，损及冲任，血海固藏失职

肾阴不足
湿热内蕴 → 氤氲之时，阳气内动；阴阳转化不协调 → 阴络易伤 损及冲任 → 血海封藏失职，血溢于外
瘀阻胞络

诊断要点★★

1. **症状**

（1）**主症**——两次月经中间，在周期的第 10～16 天出现规律性的少量阴道出血，持续 3～7 日

（2）**兼症**——可伴腰酸，少腹一侧或两侧胀痛，乳胀，白带增多，如蛋清样，或赤白带下

2. **体征**——妇科检查宫颈黏液透明呈拉丝状，夹有血丝或有赤白带下。宫颈无赘生物或重度炎症，无接触性出血

3. **辅助检查**
- BBT 测定
- B 超监测
- 月经中期雌孕激素测定 → 协助诊断
- 诊断性刮宫

鉴别诊断★★

(1)

月经先期——出血时间非经间期（个别也有恰在经间期这一时间段出现周期提前），经量正常或时多时少，结合 BBT 由高相下降呈低相开始出血

经间期出血——出血量较月经量少，出血时间规律地发生于 BBT 低高温交替时

(2)

月经过少——周期尚正常，仅量少，甚或点滴而下

经间期出血——常发生在两次月经的中间时期

(3)

赤带——赤带排出无周期性，持续时间较长，或反复发作，可有接触性出血史，妇检常见宫颈糜烂、赘生物，或子宫、附件区压痛明显

经间期出血——有明显的周期性，一般 3~7 天可自止

辨证论治★★★

1. 辨证要点——出血的量、色、质及全身症状

2. 证型辨别

表 6-13　经间期出血的证型辨别

证型	妇科特征				全身症状	舌脉
	期	量	色	质		
肾阴虚证	经间期	少或稍多	鲜红	黏	肾阴虚证	舌红苔少，脉细数
湿热证	经间期	少量	深红	稠	湿热证	舌红苔黄腻，脉濡或滑数
血瘀证	经间期	少或稍多	暗红或紫黑	或有血块	血瘀证	舌质紫或有瘀斑，脉细弦

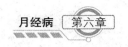

3. 治疗原则

（1）本病治疗重在经后期，以滋肾养血为主
$$\begin{cases} 兼热者清之 \\ 兼湿者除之 \\ 兼瘀者化之 \end{cases}$$

（2）补阴不忘阳，选择适当的补阳药。

（3）出血时，在辨证论治前提下，适当加一些固冲止血药，使阴阳平和，气血和调。

（4）务必把滋阴养血放在第一位；重点不在于止血，而重在保障阴阳转化的顺利。

4. 分型论治

表6-14　经间期出血的分型论治

证型	治法	主　方	药物组成
肾阴虚证	滋肾养阴，固冲止血	两地汤合二至丸	生地黄、地骨皮、玄参、麦冬、阿胶、白芍、女贞子、旱莲草
湿热证	清利湿热，固冲止血	清肝止淋汤去阿胶、红枣，加小蓟、茯苓	当归、白芍、生地黄、牡丹皮、黄柏、牛膝、制香附、黑豆、小蓟、茯苓
血瘀证	化瘀止血	逐瘀止血汤	生地黄、大黄、赤芍、牡丹皮、归尾、枳壳、桃仁、龟甲

第八节　崩　漏

定义 ★★★

崩漏是指经血非时暴下不止或淋沥不尽，前者谓之崩中，后者谓之漏下。二者常相互转化，故概称崩漏。

1. **要点**——本病是指月经的期、量发生严重紊乱，主要是月经不按周期而妄行，出血或量多如注或淋沥不断，甚至屡月未有尽时

2. **临床疾病**——主要包括功血，系由内分泌失调所引起的子宫异常出血

病因病机★★

1. **病因**

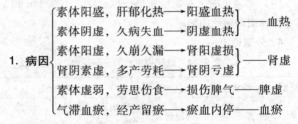

2. **病机**——劳伤血气，脏腑损伤，血海蓄溢失常，冲任不固，经血失约，非时而下

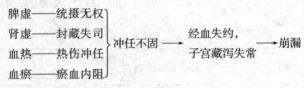

诊断要点★★★

1. **症状**

（1）**主症**——月经周期紊乱，出血量多如山崩之状，或量少淋沥不止。出血情况可有多种表现形式，如停经数月而后骤然暴下，继而淋沥不断；或淋沥量少累月不止，突然又暴下量多如注；或出血时断时续，血量时多时少

（2）兼症——常伴不同程度的贫血

2. 体征——妇科检查应无明显的器质性病变，如发现宫颈息肉、子宫肌瘤则应按病论治

3. 辅助检查——主要是排除生殖器肿瘤或坠生物、炎症、有无妊娠因素或全身性疾病（如再生障碍性贫血等）引起的阴道出血

B 超
血液检查
卵巢功能及激素测定 } 以明确诊断
诊断性刮宫等

4. 病史

（1）既往多有月经先期、月经先后无定期、经期延长、月经过多等病史。

（2）年龄、孕产史、目前采取的避孕措施、激素类药物的使用史。

（3）肝病、血液病、高血压，以及甲状腺、肾上腺、脑垂体病史。

鉴别诊断★★★

1. 崩漏与月经先期、月经过多、经期延长

（1）月经先期——周期缩短，但经量、色、质和持续时间一般与正常月经基本相同

（2）月经过多——经量明显增多，如崩，在一定时间内能自然停止，周期基本正常

（3）经期延长——行经时间延长，甚或淋沥半月方净，但可自止，且月经周期正常

（4）崩漏——月经周期、经期、经量同时严重失调，无一定的周期、经量和经期

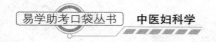

2. 崩漏与月经先后无定期

（1）月经先后无定期——主要是周期或先或后，即提前或推后 7 天以上，经期、经量基本正常

（2）崩漏——经血非时暴下不止或淋沥不尽，周期、经期、经量均异常

3. 崩漏与经间期出血

（1）经间期出血——发生在两次月经中间，颇有规律，且出血时间仅数小时至 7 天，经量较少，甚至点滴而下即止

（2）崩漏——周期、经期、经量的严重失调，出血不能自止

4. 崩漏与胎产出血

（1）胎漏、胎动不安、异位妊娠——询问病史，胎漏者阴道出血时出时止或淋沥不断，而无腰酸、腹痛、小腹坠胀；胎动不安者主要为腰酸、腹痛、小腹下坠，伴或不伴有阴道少量出血；异位妊娠者出血量少色暗，或有急腹痛史，做妊娠试验和 B 超可明确诊断

（2）产后恶露不绝——询问病史，根据发病时间恶露不绝发生在产后，结合检查可供鉴别

5. 崩漏与赤带

（1）赤带——无周期性，持续时间较长，或反复发作，可有接触性出血史，妇检常见宫颈糜烂、赘生物，或子宫、附件区压痛明显，以带下有血丝为特点，月经正常

（2）崩漏——以往可有月经不调、崩漏史或口服避孕药或其他激素，妇检无明显的器质性病变，以经血非时暴下不止或淋沥不尽为特点，周期、经量、经期均严重失调

6. 崩漏与生殖器肿瘤出血——与本病的鉴别必须通过妇科检查或结合 B 超、MRI 检查或诊断性刮宫等来进行

7. 崩漏与生殖系统炎症——如宫颈息肉、子宫内膜息

肉、子宫内膜炎、盆腔炎等，其临床常表现如漏下不止，可通过妇科检查或诊断性刮宫或宫腔镜检查以助鉴别

8. 崩漏与内科血液病——内科出血性疾病如再生障碍性贫血、血小板减少，在阴道出血期可由原发内科血液病导致血量过多，甚则暴下如注，或淋沥不尽。通过血液检查或骨髓细胞的分析可与本病相鉴别

急症处理 ★★★

崩漏属血证、急症。暴崩之际，急当"塞流"止崩，以防厥脱，视病情及条件选择下列治法及方药。

（1）补气摄血，固摄冲任以止崩——独参汤或西洋参10g

（2）温阳止崩——中西医结合救治

（3）滋阴固气止崩——生脉注射液或参麦注射液

（4）祛瘀止崩——三七末、云南白药冲服，宫血宁胶囊

（5）针灸止血——艾灸百会穴、针刺大敦穴（双）、隐白穴（双）、断红穴

（6）西药或手术止血——输液、输血补充血容量以抗休克或激素止血

（7）其他——对于顽固性崩漏，不论中年或围绝经期妇女，务必诊刮宫内容物送病理检查，及早排除子宫内膜癌等疾病

辨证论治 ★★★

1. 辨证要点——出血期本病主症是血证，故辨证当根据出血的量、色、质特点，参合舌脉及发病的久暂，辨其寒、热、虚、实。

（1）经血非时暴下，量多势急，继而淋沥不止、色淡、质稀者，多属虚证。

（2）经血非时暴下，血色鲜红或深红、质地黏稠多属实热。

（3）淋沥漏下，血色紫红、质稠多属虚热。

（4）经来无期，时来时止，时多时少，或久漏不止，色暗夹血块，多属瘀滞。

（5）出血急骤多属气虚或血热，淋沥不断多属虚热或血瘀。

2. 证型辨别（出血期）

表 6-15　崩漏的证型辨别

证型		妇科特征			全身症状	舌脉
		期　量	色	质		
血热证	实热证	经血非时暴下，或淋沥不净又时而增多	深红	稠	实热证	舌红苔黄，脉滑数
	虚热证	经血非时而下，量少淋沥	鲜红	稠	虚热证	舌红苔薄黄，脉细数
肾虚证	肾阴虚证	经乱无期，出血淋沥不净或量多	鲜红	稠	肾阴虚证	舌质偏红苔少，脉细数
	肾阳虚证	经乱无期，出血量多或淋沥不尽	淡	清	肾阳虚证	舌质淡苔薄白，脉沉细
脾虚证		经血非时而至，崩中暴下继而淋沥	淡	薄	脾虚证	舌质淡苔薄白，脉弱或沉细
血瘀证		经血非时而下，时下时止，或淋沥不净	紫黑	有血块	血瘀证	舌质紫暗苔薄白，脉涩或细弦

3. 治疗原则

"急则治其标，缓则治其本"；灵活运用塞流、澄源、复旧的治崩大法。

（1）塞流——止血，用于暴崩之际，急当塞流止血防脱。首选补气摄血法

（2）澄源——正本清源，根据不同证型辨证论治。一般用于出血缓解后。切忌不问原因，概投寒凉或温补之剂，或专事固涩，致犯"虚虚实实"之戒

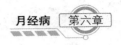

（3）复旧——固本善后，调节恢复是巩固崩漏治疗的重
要阶段

治法 $\left\{\begin{array}{l}\text{调补肝肾}\\\text{补益心脾}\end{array}\right.$

4. 分型论治（出血期）

表6-16　崩漏的分型论治

证型		治法	主方	药物组成
血热证	实热证	清热凉血，止血调经	清热固经汤	黄芩、栀子、生地黄、地骨皮、地榆、藕节、阿胶、棕榈炭、龟甲、牡蛎、生甘草
	虚热证	养阴清热，止血调经	上下相资汤	人参、沙参、玄参、麦冬、玉竹、五味子、熟地黄、山萸肉、车前子、牛膝
肾虚证	肾阴虚证	滋肾益阴，止血调经	左归丸去牛膝合二至丸	熟地黄、山药、枸杞子、山萸肉、菟丝子、鹿角胶、龟甲胶、川牛膝、女贞子、旱莲草
	肾阳虚证	温肾固冲，止血调经	右归丸去肉桂加补骨脂、淫羊藿	制附子、熟地黄、山药、山萸肉、枸杞子、菟丝子、鹿角胶、当归、杜仲、补骨脂、淫羊藿
脾虚证		补气升阳，止血调经	举元煎	人参、黄芪、白术、升麻、炙甘草
			安冲汤	白术、黄芪、生地黄、白芍、续断、海螵蛸、茜草、龙骨、牡蛎
血瘀证		活血化瘀，止血调经	四草汤加三七、蒲黄	鹿衔草、马鞭草、茜草炭、益母草、三七、蒲黄

5. 止血后治疗

（1）辨证求固，循因论治

①青春期 {
肾气初盛，多以调补肝肾，佐以理气和血
未见双相体温，宜温补肾阳
}

②生育期——对应各种证候施行

③围绝经期——根据辨证具体论治

④辨证论治——针对病因病机进行辨证论治以复旧

（2）调整月经周期法——分别按经后期、经间期、经前期、行经期论治，以恢复正常的月经周期和排卵功能

（3）确定复旧目标——结合患者的年龄及生育情况来确定治疗所要达到的最终目标

第九节　闭　经

定义★★★

原发性闭经是指女子年逾 16 岁，虽有第二性征发育但无月经来潮，或年逾 14 岁，尚无第二性征发育及月经。

继发性闭经是指月经来潮后停止 3 个周期或 6 个月以上。

1. 区别 {
青春期前、妊娠期、哺乳期、绝经期前后的月经停闭不行
月经初潮后 1 年内月经不行，又无其他不适者
} 不作闭经论

2. 对先天性生殖器官发育异常，或后天器质性损伤而无月经者，因非药物所能奏效，不属于本节讨论范畴。

3. 临床疾病：西医病理性闭经可参照本病治疗。

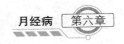

病因病机★★

1. 病因 {
先天不足，房劳多产──→肾虚
素体不足，思虑伤食──→脾虚失化，气血虚弱
伤阴耗血，久病大病──→精血亏虚
肝郁不疏，冲任瘀阻──→气滞血瘀
外感寒湿之邪，客于冲任，凝涩胞脉──→寒凝血瘀
素体脾虚，痰湿内停──→脾虚失运，痰湿内生
}

2. 病机 {
虚者──冲任血海空虚
实者──邪气阻隔，冲任瘀滞
}

（1）虚 {
肾虚
脾虚
精血亏虚
} 冲任血海空虚──→无血行经

（2）实 {
气滞血瘀
寒凝血瘀
痰湿阻滞
} 邪气阻隔
冲任瘀滞 } 经血失于下行

} 闭经

诊断要点★★

1. 症状

（1）主症──女子年逾 16 岁，虽有第二性征发育但无月经来潮，或年逾 14 岁，尚无第二性征发育及月经，或月经来潮后停止 3 个周期或 6 个月以上

（2）兼症──周期性下腹胀痛、体重变化及其他症状等

2. 体格检查

（1）全身检查──观察患者体质、精神状态，形态特征和营养状况，全身毛发分布和身高、体重，女性第二性征发

育情况等

（2）妇科检查——了解外阴、子宫、卵巢发育情况，有无缺失、畸形、肿块或萎缩。对原发性闭经者尤需注意外阴发育情况，处女膜有无闭锁，有无阴道、子宫、卵巢病变

3. 辅助检查

（1）血清性激素测定——判断内分泌改变原因

（2）了解卵巢功能 $\begin{cases} \text{BBT} \\ \text{宫颈黏液结晶检查} \\ \text{阴道脱落细胞检查} \end{cases}$

（3）了解子宫、卵巢及卵
泡发育、内膜厚薄及
内生殖器情况与病变 $\begin{cases} \text{B 超} \\ \text{子宫输卵管碘油造影} \\ \text{CT、MRI} \end{cases}$

（4）直接观察子宫内膜及宫腔情况 $\begin{cases} \text{宫腔镜检查} \\ \text{腹腔镜检查} \end{cases}$

（5）B 超——了解有无器质性病变或先天发育缺陷

（6）腹腔镜检查加病理活检——可提示多囊卵巢综合征、卵巢不敏感综合征

（7）诊断性刮宫——了解性激素分泌情况、子宫颈与宫腔有无粘连，子宫内膜有无结核。通过以上检查可明确病变部位及属何类闭经

（8）其他特殊检查 $\begin{cases} \text{疑有先天性畸形者} \\ \quad\text{——染色体核型分析及分类检查} \\ \text{其他内分泌疾病} \\ \quad\text{——可做甲状腺、肾上腺功能测定} \end{cases}$

4. 病史——了解有无月经初潮延迟及月经后期病史；或反复刮宫史、产后出血史、结核病史；或过度紧张劳累、过

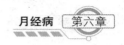

度精神刺激史；或有不当节食减肥史；或有环境改变、疾病影响、使用药物（避孕药、镇静药、抗抑郁药、激素类药物）、放化疗及妇科手术史等

5. **诊断步骤**——详细询问病史及体格检查，初步除外器质性病变

鉴别诊断★★

生理性闭经：

1. **闭经与少女停经**
   - 少女停经——少女初潮后，可有一段时间月经停闭，但多可在1年内建立，一般无须治疗。是正常现象
   - 闭经——月经周期已建立而出现的月经停闭6个月以上

2. **闭经与育龄期停经**
   - 育龄期停经——月经停闭，可曾有厌食、择食、恶心呕吐等早孕反应，乳头着色等妊娠体征
   - 闭经——患者停经前大部分有月经紊乱，继而闭经，无妊娠反应和其他妊娠变化

3. **围绝经前停经**——年龄已进入围绝经期，月经紊乱，继而闭经，可伴有面部烘热等围绝经期症状

4. **闭经与避年、暗经**
   - 避年——月经一年一行无不适，不影响生育
   - 暗经——终身不行经，但能生育

   } 月经特殊生理现象

病理性闭经：

疾病	症状	检查
多囊卵巢综合征	闭经，痤疮多毛，带下量多，脘腹胀满，大便不爽，舌肥嫩暗，苔白腻	基础体温单相；血清睾酮异常升高；B超检查一侧或双侧卵巢内小卵泡≥12个
卵巢早衰	闭经，伴烘热汗出，烦躁抑郁，失眠多梦，阴道干涩，脉沉细或细弦	基础体温单相；卵泡刺激素异常升高；B超见卵巢无窦卵泡或减少；生殖器萎缩
闭经泌乳综合征	闭经，或溢乳，头痛，复视，脉弦	基础体温单相；催乳素异常升高；检查头颅CT或MRI，除外垂体腺瘤等病变
席汉综合征	产后大出血史，闭经，毛发脱落，畏寒肢冷，性欲淡漠，舌淡，脉沉	基础体温单相；促性腺激素（FSH、LH）水平降低；B超检查可见生殖器萎缩

辨证论治★★★

1. **辨证要点**——本病辨证应以病因病机、诊断要点为依据，结合鉴别诊断与四诊信息，分清虚实

虚证：年逾16岁尚未行经，或已行经而又月经稀发、量少，渐至停闭，并伴腰膝酸软、头晕眼花、面色萎黄、五心烦热，或畏寒肢冷，舌淡脉弱，多属虚证。

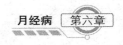

实证：既往月经基本正常，而骤然停闭，伴胸胁胀满、小腹疼痛，或脘闷痰多，形体肥胖，脉象有力，多属实证。

2. 证型辨别

表6-17　闭经的证型辨别

证型		妇科特征	全身症状	舌脉
肾虚证	肾气虚证	初潮来迟，或月经后期量少，渐至闭经	肾气虚证	舌淡红苔薄白，脉沉细
	肾阴虚证	初潮来迟，或月经后期量少，渐至闭经	肾阴虚证	舌红苔少或无苔，脉细数
	肾阳虚证	初潮来迟，或月经后期量少，渐至闭经	肾阳虚证	舌淡苔白，脉沉弱
脾虚证		月经停闭数月	脾虚证	舌淡胖有齿痕苔白腻，脉缓弱
精血亏虚证		月经停闭数月	精血亏虚证	舌淡苔少，脉沉细弱
气滞血瘀证		月经停闭数月，小腹胀痛拒按	气滞血瘀证	舌紫暗或有瘀点，脉沉弦或涩而有力
寒凝血瘀证		月经停闭数月，小腹冷痛拒按，得热则痛缓	寒凝血瘀证	舌紫暗苔白，脉沉紧
痰湿阻滞证		月经停闭数月，带下量多，色白质稠	痰湿阻滞证	舌淡胖苔白腻，脉滑

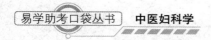

3. 治疗原则

（1）虚者——补而通之 ⎰ 补肾滋肾
　　　　　　　　　　　　⎱ 补脾益气
　　　　　　　　　　　　　 填精益阴

（2）实者——泻而通之 ⎰ 理气活血
　　　　　　　　　　　　⎱ 温经通脉
　　　　　　　　　　　　　 祛痰行滞

（3）虚实夹杂——补中有通，攻中有养

4. 使用注意

⎰ 不可不分虚实，滥用攻破方药
⎱ 不可一味峻补，或过用辛温香燥之剂反燥涩精血
　 至于因他病而致经闭者，又当先治他病，或他病、调经并治

5. 分型论治

表6-18　闭经的分型论治

证型	治法	主方	药物组成
肾气虚证	补肾益气，养血调经	大补元煎加丹参、牛膝	当归、熟地黄、山茱萸、山药、杜仲、甘草、人参、枸杞子、丹参、牛膝
肾阴虚证	滋肾益阴，养血调经	左归丸	熟地黄、山药、枸杞子、山茱萸、川牛膝、菟丝子、鹿角胶、龟甲胶、附子、肉桂、当归
肾阳虚证	温肾助阳，养血调经	十补丸加佛手、川芎	熟地黄、山茱萸、山药、鹿茸、茯苓、牡丹皮、泽泻、附子、肉桂、五味子、佛手、川芎
脾虚证	健脾益气，养血调经	参苓白术散加泽兰、怀牛膝	人参、白术、茯苓、白扁豆、甘草、山药、莲子肉、桔梗、薏苡仁、砂仁、泽兰、怀牛膝

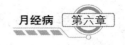

续表

证型	治法	主方	药物组成
精血亏虚证	填精益气，养血调经	归肾丸加北沙参、鸡血藤	菟丝子、杜仲、枸杞子、山茱萸、当归、熟地黄、山药、茯苓、北沙参、鸡血藤
气滞血瘀证	行气活血，祛瘀通经	膈下逐瘀汤	当归、川芎、赤芍、桃仁、枳壳、延胡索、五灵脂、牡丹皮、乌药、香附、红花、甘草
寒凝血瘀证	温经散寒，活血通经	温经汤	当归、川芎、白芍、桂心、牡丹皮、莪术、人参、甘草、牛膝
痰湿阻滞证	豁痰除湿，活血通经	丹溪治痰湿方	苍术、白术、半夏、茯苓、滑石、香附、川芎、当归

第十节　痛　经

定义★★★

妇女正值经期或行经前后，出现周期性小腹疼痛或痛引腰骶，甚至剧痛晕厥。

1. 四大特征
- 时间——伴月经周期发作
- 部位——以小腹为主，可放射至腰骶部、肛门、阴道、股内侧
- 性质——呈阵发性发作，无腹肌紧张、无反跳痛
- 程度——疼痛程度不等，严重者可致晕厥，但一般随经血通畅或经净而缓解

2. **分类**
　　原发性痛经——生殖器官无器质性病变，以青少年女性多见
　　继发性痛经——由于盆腔器质性疾病如子宫内膜异位症、子宫腺肌症、盆腔炎或宫颈狭窄等引起，常见于育龄期妇女

病因病机★★

1. **病因**——生活所伤、情志不和、六淫为害

2. **病机**——不通则痛、不荣则痛

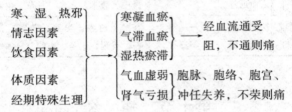

寒、湿、热邪
情志因素
饮食因素
　　　　　　寒凝血瘀
　　　　　　气滞血瘀
　　　　　　湿热瘀滞　→　经血流通受阻，不通则痛

体质因素
经期特殊生理
　　　　　　气血虚弱
　　　　　　肾气亏损　胞脉、胞络、胞宫、冲任失养，不荣则痛

诊断要点★★

1. **病史**

（1）主症病史——小腹疼痛，伴随月经周期规律性发作的病史

（2）其他病史——经量异常、不孕、精神过度紧张、经期产后冒雨涉水、过食寒凉，或有不洁房事；子宫内膜异位症、子宫腺肌病、盆腔炎性疾病、宫颈狭窄或有妇科手术史

2. **临床表现**——腹痛多发生在经行前 1~2 天，行经第 1 天达高峰，疼痛多呈阵发性、痉挛性，或呈胀痛或伴下坠感。疼痛常可放射至腰骶部、肛门、阴道及大腿内侧。痛

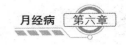

甚者可伴面色苍白、出冷汗、手足发凉、恶心呕吐,甚至昏厥等。也有少数于经血将净或经净后 1 ~ 2 天始觉腹痛或腰腹痛者

3. 检查

(1)妇检——以辨别原发性或继发性痛经

(2)辅助检查——B 超、腹腔镜、宫腔镜、血液检查、子宫输卵管造影、盆腔 MRI 等,以明确痛经原因

鉴别诊断★★

1. 与内、外科引起的腹痛相鉴别——如急性阑尾炎、结肠炎、膀胱炎等

2. 与妇科其他疾病鉴别——如卵巢囊肿蒂扭转、异位妊娠、先兆流产、黄体破裂、盆腔炎性疾病等

辨证论治★★★

1. 辨证要点——根据疼痛发生的时间、性质、部位及程度,明察病位,结合月经期、量、色、质及兼症、舌脉、素体等以辨其寒热、虚实,在气、在血。

(1)时间 $\begin{cases} 虚——月经将净或经后始痛 \\ 实——经前或经行之初作痛 \end{cases}$

(2)性质 $\begin{cases} 虚——隐痛、空痛、按之痛减 \\ 实——掣痛、绞痛、灼痛、刺痛、拒按 \\ 寒——绞痛、冷痛、得热痛缓 \\ 热——灼痛、得热痛剧 \\ 气滞——胀甚于痛,时痛时止 \\ 血瘀——痛甚于胀,持续作痛 \end{cases}$

$$
（3）部位
\begin{cases}
肝——痛在少腹，一侧或两侧 \\
肾——痛连腰骶 \\
气滞——痛在少腹 \\
血瘀——痛在小腹正中
\end{cases}
$$

$$
（4）程度
\begin{cases}
虚——隐隐作痛 \\
实——疼痛剧烈拒按
\end{cases}
$$

2. 治则——以调理子宫、冲任气血为主

$$
\begin{cases}
经期 —— 重在调血止痛以治标 \\
平时 —— 辨证求因而治本
\end{cases}
$$

3. 分型论治

表 6-19　痛经的分型论治

证型	治法	主方	药物组成
寒凝血瘀证	温经散寒，化瘀止痛	少腹逐瘀汤*	小茴香、干姜、延胡索、没药、当归、川芎、肉桂、赤芍、蒲黄、五灵脂
气滞血瘀证	行气活血，化瘀止痛	膈下逐瘀汤*	当归、川芎、赤芍、桃仁、枳壳、延胡索、五灵脂、乌药、香附、牡丹皮、甘草、红花
湿热蕴结证	清热除湿，化瘀止痛	清热调血汤*加车前子、败酱草、薏苡仁	牡丹皮、黄连、生地黄、当归、白芍、川芎、红花、桃仁、延胡索、莪术、香附、车前子、败酱草、薏苡仁
气血虚弱证	益气养血，调经止痛	圣愈汤	人参、黄芪、熟地黄、当归、川芎、白芍
肝肾亏损证	补养肝肾，调经止痛	益肾调经汤	巴戟天、杜仲、续断、乌药、艾叶、当归、熟地黄、白芍、益母草

注："*"重点方剂。

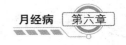

第十一节 经行乳房胀痛

定义 ★★★

每于行经前后，或正值经期，出现乳房作胀或乳头胀痒疼痛，甚至不能触衣者，称之经行乳房胀痛。

病因病机 ★★

1. **病位**——肝、肾、胃

2. **病机** $\left\{\begin{array}{l}\text{七情内伤，肝气郁结，气血运行不畅，脉络阻}\\\text{遏→不通则痛}\\\text{肝肾亏虚，乳络失于濡养→不荣则痛}\end{array}\right.$

诊断要点 ★

1. **病史**——长期精神紧张或抑郁不舒，或有久病、不孕或脾虚胃弱史

2. **临床表现**——经期或行经前后，出现乳房胀痛或乳头胀痒疼痛，甚至不能触衣者，经净后逐渐消失，连续 2 个月经周期以上，伴随月经周期呈规律性发作

3. **检查**

（1）体格检查——经行前双侧乳房胀满，可有触痛，但无肿块，皮色不改变，经后消失

（2）妇科检查——盆腔器官无异常

（3）辅助检查——钼靶检查、乳腺超声检查或红外线扫描可排除乳房实质性肿块所致的乳房胀痛，实验室检查可使催乳素水平增高或雌激素水平相对偏高，孕激素水平偏低

鉴别诊断★

本病需排除乳腺增生症或乳房恶性病变。

1. **乳癖（乳腺腺病、乳腺增生症）**——以无痛性肿块为主要症状，行经后不消失，多为单侧，很少伴有乳房胀痛及溢液。钼靶、超声或红外线检查有助于鉴别

2. **乳岩（乳癌）**——乳房胀痛，无周期性发作。晚期常伴有乳头凹陷、溢血，表皮呈橘皮样改变，可扪及肿块，有压痛。钼靶及超声检查可鉴别

辨证论治★★★

1. **辨证要点**——根据其发病时间、性质、程度，并结合伴随症状及舌脉以辨其虚实

（1）实——痛于经前，乳房按之胀满，触之即痛，经后胀痛明显消退

（2）虚——痛于行经之后，按之乳房柔软无块

2. **治疗大法**——疏肝、养肝，通络止痛

（1）实——疏肝理气，重在经前

（2）虚——滋养肝肾，重在平时

3. **分型论治**

表6-20 经行乳房胀痛的分型论治

证型	肝气郁结证	肝肾亏虚证
治法	疏肝理气，通络止痛	滋肾养肝，通络止痛
主方	柴胡疏肝散加王不留行、川楝子	一贯煎加麦芽、鸡内金
药物组成	柴胡、枳壳、香附、陈皮、白芍、川芎、炙甘草、王不留行、川楝子	沙参、麦冬、当归、生地黄、川楝子、枸杞子、麦芽、鸡内金

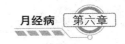

第十二节　经行头痛

定义★★★

每遇经期或行经前后，出现以头痛为主要症状，经后辄止者，称之经行头痛。

特征：时间——伴随月经周期出现

部位——前额、颠顶或头部一侧，或两侧太阳穴

性质——掣痛、刺痛、胀痛或绵绵作痛等

病因病机★★

情志内伤，肝郁化火，上扰清窍

瘀血内阻，经络不通

素体血虚，经行时阴血不足，脑失所养

} 头痛

诊断要点★

1. **病史**——有慢性盆腔炎史，久病体弱、精神过度刺激史

2. **临床表现**——见定义

3. **检查**

妇科检查：无异常。

辅助检查：CT检查排除颅脑病变。

鉴别诊断★

1. **经行外感头痛**——必有表证可辨，如恶寒、发热、鼻塞、流涕、脉浮等，其发病与月经周期无关

2. **脑瘤头痛**——不随月经周期呈规律性发作，并有脑部受压所致的肢体麻木、瘫痪，借助头部CT及神经系统检查可

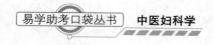

鉴别诊断

3. 偏头风头痛——或左或右，反复发作，来去突然，疼痛剧烈，与月经周期无明显关系

辨证论治★★★

1. 辨证要点——根据疼痛时间、性质、部位以辨虚实

（1）实——经前或经期，胀痛或刺痛

（2）虚——经后或将净时，多为头晕隐痛

（3）部位——前额属阳明，后头属太阳或肾虚，两侧属少阳，颠顶属厥阴

2. 治则——调理气血、通经活络

3. 分型论治

表6-21　经行头痛的分型论治

证型	肝火证	血瘀证	血虚证
治法	清热平肝，息风止痛	活血化瘀，通窍止痛	养血益气，活络止痛
主方	羚角钩藤汤	通窍活血汤	八珍汤加蔓荆子、枸杞子、何首乌
药物组成	羚羊角、钩藤、桑叶、菊花、贝母、竹茹、生地黄、白芍、茯神、甘草	赤芍、川芎、桃仁、红花、老葱、麝香、生姜、红枣	当归、川芎、白芍、熟地黄、人参、白术、茯苓、炙甘草、枸杞子、何首乌

第十三节　经行眩晕

定义★★★

每值经期或经行前后，出现头晕目眩、视物昏花为主的病证，

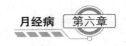

并随月经周期发作者，称为经行眩晕。

病因病机★★

1. 病因——精血衰少或痰浊上扰

素体虚弱或大病久病，气血虚弱，脑络清窍失养

肝肾亏虚，精血不足，阴虚阳亢，上扰清窍

痰湿内生，痰浊上扰，上扰清窍

2. 病机

诊断要点★

1. 病史——素体虚弱或有慢性疾病史

2. 临床表现——经期行经前后，出现头目眩晕，视物昏花，轻者瞬间即止，重者须闭目自持，如坐舟车，旋转不定，甚或不能站立，经后即止，呈周期性出现

3. 检查

可行耳、颈椎及心脑血管等方面的检查，排除相应的病变

鉴别诊断★

1. 内科眩晕——表现为有相应的病史，多有血压增高或偏低，或神经系统相关症状，发作无规律性，与月经周期无关

2. 耳、颈椎疾病所致的眩晕——常与体位改变有关，与月经周期无关，X线、头颅CT及脊椎检查有异常表现

辨证论治★★★

1. 辨证要点——根据其发病时间、性质，并结合伴随症状及舌脉以辨其虚实

（1）实——多经前或经期出现，经后缓解

（2）虚——多经期或经后出现

2. 治疗大法——调理肝脾为原则

3. 分型论治

表6-22　经行眩晕的分型论治

证型	气血虚弱证	阴虚阳亢证	痰浊上扰证
治法	益气养血，调经止晕	滋阴潜阳，息风止晕	燥湿化痰，息风止晕
主方	归脾汤加熟地黄、制首乌、枸杞子	天麻钩藤饮	半夏白术天麻汤加胆南星、白蒺藜
药物组成	人参、炒白术、炒黄芪、龙眼肉、茯神、当归、远志、酸枣仁、木香、炙甘草、生姜、大枣、熟地黄、制首乌、枸杞子	天麻、钩藤、生石决明、栀子、黄芩、杜仲、川牛膝、益母草、桑寄生、夜交藤、茯神	半夏、白术、天麻、陈皮、茯苓、炙甘草、蔓荆子、生姜、大枣、胆南星、白蒺藜

第十四节　经行口糜

定义★★★

每值经前或行经时，口舌糜烂，如期反复发作，经后渐愈者，称经行口糜。

病因病机★★

1. 病位——心、胃（表现在口、舌）

2. 病机——多由心、胃之火上炎所致

（1）素体阴虚，心火内动，热病后耗津伤阴，经行营阴愈虚。

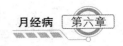

（2）嗜食辛香厚味，肠胃蕴热，经行冲气偏盛，夹胃热上冲。

诊断要点★

1. **病史**——有过劳或热性病史

2. **临床表现**——见定义

3. **检查**

（1）妇科检查——无异常

（2）辅助检查——多无明显异常改变，但对口糜较重者，应常规查血，必要时行病变局部渗出物的培养及皮肤过敏实验等，以排除其他疾病

鉴别诊断★

1. **与口糜鉴别**——口腔糜烂，与月经周期无关

2. **与口疮鉴别**——口舌溃烂灼痛，与月经周期无关

3. **与狐惑病鉴别**——狐惑病与西医学的贝赫切特综合征相似，是以虹膜睫状体炎、滤泡性口腔溃疡、急性女阴溃疡为主要特征，非特异性皮肤过敏反应阳性有助于判断。本病口咽糜烂与阴部蚀烂并见，且不具备随月经周期呈规律性发作的特点。发作时实验室检查可有白细胞中度增加、红细胞沉降率加快等血液生化指标改变

辨证论治★★★

1. **辨证要点**——经行口糜，多属热证，辨证必须详辨虚实

虚——脉数无力，口干不欲饮

实——脉数实而大，口干喜饮，尿黄便结者

2. **治则**——清热为主

3. **治法**

虚——养阴清热

实——清热泻火

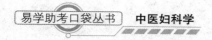
4. 分型论治

表6-23　经行口靡的分型论治

证型	阴虚火旺证	胃热熏蒸证
治法	滋阴降火	清胃泄热
主方	知柏地黄丸酌加麦冬、五味子	凉膈散
药物组成	知母、黄柏、牡丹皮、熟地黄、山茱萸、山药、茯苓、泽泻、麦冬、五味子	大黄、朴硝、甘草、栀子、薄荷叶、黄芩、连翘、竹叶

第十五节　经行吐衄

定义★★★

每遇经期或行经前后，出现周期性的吐血或衄血者，称为经行吐衄。

病因病机★★

主要病机——血热而冲气上逆，迫血妄行

（1）素体抑郁，恚怒伤肝，肝郁化火，冲气夹肝火上逆（经行时冲气旺盛）

（2）素体阴虚，阴血亏虚，虚火上炎，灼伤血络，络损血溢（经行时阴血下溢）

诊断要点★

1. **病史**——有精神刺激或鼻咽部炎症史

2. **临床表现**——见定义

3. **检查**

（1）**体格检查**——检查鼻、咽部，以及气管、支气管、

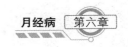

肺、胃等黏膜或口腔、牙龈有无病变，必要时行活检以排除恶性肿瘤及炎症所致出血

（2）妇科检查——无异常

（3）辅助检查——胸部 X 线片、纤维内窥镜检查以排除鼻、咽部，以及气管、支气管、肺、胃等器质性病变

鉴别诊断★★

应与内科消化性溃疡、肝硬化、支气管扩张、肺结核、血小板减少性紫癜等引起的吐血、衄血鉴别。

辨证论治★★★

1. 治则

"热者清之，逆者平之"，以清热降逆平冲，引血下行为主。

2. 治法

（1）虚者——滋阴降火

（2）实者——清肝泻火

3. 分型论治

表6-24　经行吐衄的分型论治

证型	肝经郁火证	肺肾阴虚证
治法	清肝泻火，调经止衄	滋阴养肺
主方	清肝引经汤	顺经汤加牛膝
药物组成	当归、白芍、生地黄、牡丹皮、栀子、黄芩、川楝子、茜草、牛膝、白茅根、甘草	当归、熟地黄、沙参、白芍、茯苓、黑荆芥、牡丹皮、牛膝

第十六节　经行浮肿

定义★★★

每遇经期或行经前后，头面四肢浮肿者，称经行浮肿。

病因病机★★

1. **病位**——主要在脾、肾、肝三脏

2. **病因病机**

思虑劳倦──→损及脾肾（经行之际气血下注胞宫）──→
脾肾阳虚──→气化不利

情志内伤──→肝失条达（经前、经时冲任气血壅滞）──→
气机升降失常──→水湿运化不利

诊断要点★

1. **病史**——有过劳或七情内伤史

2. **临床表现**——见定义

3. **检查**

（1）全身检查——浮肿程度一般较轻，多出现在头面
四肢

（2）妇科检查——无器质性改变

（3）辅助检查——血清 E_2、催乳素（PRL）水平可见增
高，或 E_2 与 P 比值失调；肝肾功能、血浆蛋白检查均正常；
尿常规检查正常

鉴别诊断★

应与内科肝源性、肾源性、甲状腺功能减退及营养不良
等因素引起的浮肿鉴别。

辨证论治★★★

1. **辨证要点**——重在辨其虚实

（1）脾肾阳虚——经行面浮肢肿，按之没指

（2）气滞血瘀——经行肢体肿胀，按之随手而起

2. **治法**

（1）脾肾阳虚者——温肾健脾，利水消肿

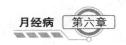

（2）气滞血瘀者——活血化瘀，利水消肿

3. 分型论治

表6-25　经行浮肿的分型论治

证型	脾肾阳虚证	气滞血瘀证
治法	温肾化气，健脾利水	理气行滞，养血调经
主方	肾气丸合苓桂术甘汤	八物汤加泽泻、益母草
药物组成	桂枝、附子、熟地黄、山茱萸、山药、茯苓、牡丹皮、泽泻、白术、甘草	当归、川芎、白芍、熟地黄、延胡索、川楝子、木香、槟榔、泽泻、益母草

第十七节　经行泄泻

定义★★★

每遇经期或行经前后，大便溏薄，甚或水泻，日解数次，经净自止者，称经行泄泻。

病因病机★★

病机关键——脾肾虚弱

$$
\begin{cases}
脾虚 \begin{cases} 行经气血下行，脾虚化湿无权，湿浊下泄 \\ 肝木乘脾，腹痛致泄 \end{cases} \\
肾虚——行经经水下泄，肾虚无以温煦脾阳，以致运化\\ \qquad\qquad 失司而泄泻
\end{cases}
$$

诊断要点★

1. 病史——有过度劳累、房劳多产或慢性胃肠疾病史

2. 临床表现——见定义

3. 检查

（1）妇科检查——盆腔器官无异常

（2）辅助检查——大便常规未见异常

鉴别诊断★

1. **内科泄泻**——多因脏腑功能失调、饮食内伤或外感史而致，伴有发热、恶心呕吐等，与月经周期无关

2. **经期伤食**——有暴饮暴食或不洁饮食史，常伴腹痛肠鸣、脘腹痞满、嗳腐酸臭，与月经周期无关

3. **经期感寒泄泻**——有感受寒湿及风寒史，泄泻清稀，甚如水样，腹痛肠鸣，伴表症，与月经周期无关

辨证论治★★★

1. **辨证要点**——观察大便的性状及泄泻时间，参见月经量、色、质以辨脾虚、肾虚

（1）**脾虚**——大便溏薄，脘腹胀满

（2）**肾虚**——大便清稀如水，每在天亮前而泻，畏寒肢冷

2. **治则**——健脾、温肾为主，调经为辅

3. **分型论治**

表6-26 经行泄泻的分型论治

证型	脾虚证	肾虚证
治法	健脾渗湿，理气调经	温肾扶阳，暖土固肠
主方	参苓白术散	健固汤合四神丸
药物组成	人参、白术、扁豆、茯苓、甘草、山药、莲肉、桔梗、薏苡仁、砂仁	人参、白术、茯苓、薏苡仁、巴戟天、补骨脂、吴茱萸、肉豆蔻、五味子、生姜、大枣

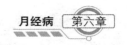

第十八节 经行风疹块

定义 ★★★

每遇经期或行经前后，周身皮肤突起红疹，或起风团，瘙痒异常，经净减退者，称经行风疹块。

病因病机 ★★

1. **病因**——多因风邪为患（内风、外风）

2. **病机**

（1）素体血虚——多产、久病（经行时经血外泄），阴血益感不足——→血虚生风

（2）素体阳盛——过食辛辣（行经时气血变化急骤），风热乘虚而入——→热胜生风

诊断要点 ★

1. **病史**——有过敏病史

2. **临床表现**——见定义

3. **妇科检查**——无异常

鉴别诊断 ★

应与风疹、荨麻疹鉴别——所起之风团多由药物、饮食等致敏因素所诱发，其发病不随月经周期反复发作。

辨证论治 ★★★

1. **辨证要点**——根据证候特点，结合月经情况辨其虚实

（1）血虚生风化燥者——皮肤干燥，瘙痒难忍，入夜更甚，月经多推迟，量少色淡

（2）风热者——皮肤红热，瘙痒难忍，月经多提前，量多色红

2. 治则——"治风先治血，血行风自灭"，以养血祛风为主

3. 治法

（1）**虚者**——养血祛风

（2）**实者**——疏风清热

4. 分型论治

表6–27　经行风疹块的分型论治

证型	血虚证	风热证
治法	养血祛风	疏风清热
主方	当归饮子	消风散
药物组成	当归、川芎、白芍、生地黄、防风、荆芥、黄芪、甘草、白蒺藜、何首乌	防风、荆芥、当归、生地黄、苦参、炒苍术、蝉蜕、木通、胡麻仁、生知母、煅石膏、生甘草、牛蒡子

第十九节　经行情志异常

定义★★★

每遇经期或行经前后，出现烦躁易怒，悲伤啼哭，或情志抑郁，喃喃自语，或彻夜不眠，甚或狂躁不安，经后复如常人者，称经行情志异常。

病因病机★★

情怀不畅，肝气不舒——肝郁化火

素体痰盛

肝郁犯脾，脾失健运而生痰湿——

痰火内壅

}——行经时冲气夹之上逆，发为情志异常

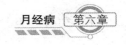

诊断要点★

1. **病史**——平素有情志不遂史

2. **临床表现**——见定义

3. **检查**

（1）妇科检查——无异常

（2）辅助检查——可见血清泌乳素升高，雌、孕激素比值升高

鉴别诊断★★

1. **热入血室**——经水适来适断，昼夜明了，入夜谵语，如见鬼状，往来寒热，寒热如疟，正值经期而发，但非伴随每个月经周期发作

2. **脏躁**——无故自悲，不能控制，或苦笑无常，哈欠频作，发作与月经周期无关

辨证论治★★★

1. **治法**

（1）肝郁——养血疏肝

（2）痰火——清热涤痰

2. **分型论治**

表6-28　经行情志异常的分型论治

证型	肝气郁结证	痰火上扰证
治法	疏肝解郁，养血调经	清热化痰，宁心安神
主方	逍遥散	生铁落饮加郁金、川连
药物组成	柴胡、当归、白芍、白术、茯苓、甘草、煨姜、薄荷	天冬、麦冬、贝母、胆南星、橘红、远志、连翘、茯苓、茯神、玄参、钩藤、丹参、辰砂、石菖蒲、生铁落

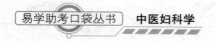

第二十节 绝经前后诸证

定义★★★

绝经前后诸证是指妇女在绝经期前后，出现烘热汗出、烦躁易怒、潮热面红、失眠健忘、精神倦怠、头晕目眩、耳鸣心悸、腰背酸痛、手足心热，或伴月经紊乱等与绝经有关的症状。

病因病机★★

1. **肾阴虚**——素体阴虚，忧思不解，房劳多产，久病及肾，七七之年天癸渐竭，肾阴益虚，脏腑失养

2. **肾阳虚**——素体阳虚，房事不节，绝经前后肾阳益虚，命门火衰，脏腑失煦

3. **肾阴阳两虚**——阴损及阳，或阳损及阴——→真阴真阳不足——→不能濡养、温煦脏腑——→冲任失调

4. **心肾不交**——绝经前后，肾水不足，不能上济于心——→心火独亢，热扰心神，出现心肾不交

诊断要点★

1. **病史**——多发生于 45~55 岁，若在 40 岁以前发病者，应考虑为"卵巢早衰"。发病前有无工作、生活的特殊改变，有无精神创伤史及双侧卵巢切除手术或放射治疗史

2. **临床表现**——月经紊乱或停闭，随之出现烘热汗出、潮热面红、烦躁易怒、头晕耳鸣、心悸失眠、腰背酸楚、面浮肢肿、皮肤蚁行样感、情志不宁等症状

3. **妇科检查**——子宫大小正常或偏小，可见阴道分泌物减少

4. **辅助检查**——血清 FSH 和 E_2 值测定或 AMH 检查以了解卵巢功能

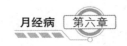

鉴别诊断★★

1. **眩晕、心悸、水肿**——临床表现与绝经前后诸证相类似,应注意鉴别

2. **癥瘕**——绝经前后的年龄为癥瘕好发期,如出现月经过多或经断复来,或有下腹疼痛,浮肿,或带下五色、气味臭秽,或身体骤然明显消瘦等症状者,应详加诊察,必要时结合西医学辅助检查明确诊断,以免贻误病情

辨证论治★★★

1. **治疗原则**——以固护肾气为大法,涉及他脏者,则兼而治之

2. **分型论治**

表6-29 绝经前后诸证的分型论治

证型	肾阴虚证	肾阳虚证	肾阴阳俱虚证	心肾不交证
治法	滋肾益阴,育阴潜阳	温肾壮阳,填精养血	阴阳双补	滋阴补血,养心安神
主方	六味地黄丸加生龟甲、生牡蛎、石决明	右归丸	二仙汤合二至丸加何首乌、龙骨、牡蛎	天王补心丹
药物组成	熟地黄、山药、山茱萸、茯苓、牡丹皮、泽泻、生龟甲、生牡蛎、石决明	熟地黄、附子、肉桂、山药、山茱萸、菟丝子、鹿角胶、枸杞子、当归、杜仲	淫羊藿、仙茅、当归、巴戟天、黄柏、知母、女贞子、墨旱莲、何首乌、龙骨、牡蛎	人参、玄参、丹参、当归、天冬、麦冬、茯苓、五味子、远志、桔梗、酸枣仁、生地黄、朱砂、柏子仁

第七章 ▶ 带下病

★★★掌握带下过多、带下过少的定义及辨证论治

★★★掌握带下过多的病因病机

★★熟悉阴道炎、宫颈炎的临床表现及治疗

★★熟悉带下过少的病因病机

★了解带下过多的诊断要点、鉴别诊断、发病情况及
  预后

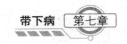

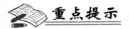 重点提示

第一节　带下过多

定义★★★

带下过多是指带下的量明显增多，色、质、气味异常，或伴有全身或局部症状的疾病。

1. 四要素——带下的量、色、质、气味

2. 区别

（1）生理带下

（2）带下病 $\begin{cases} 广义——泛指女性经、带、胎、产、杂病 \\ 狭义——带下量、色、质、气味异常的疾病 \end{cases}$

3. 临床疾病——主要包括女性生殖系统病变 $\begin{cases} 炎症 \\ 肿瘤 \end{cases}$

病因病机★★★

1. 病因——多与"湿"有关，内在条件为脾肾功能失常，外在病因为感受湿热、湿毒之邪

（1）脾虚——暴食思倦致脾虚湿停

（2）肾阳虚——肾阳虚损或肾失封藏

（3）阴虚夹湿热——阴虚而下焦复感湿热

（4）湿热下注——脾虚水郁化热或感受湿热

（5）湿毒蕴结——经产之后又感染湿毒

2. 病位——主要在任带二脉，涉及肾、肝、脾三脏

3. 病机——任脉不固，带脉失约

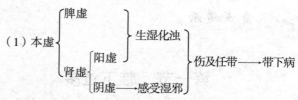

（1）本虚 ┫ 脾虚 ┓→生湿化浊 ┓
　　　　　┃ 肾虚 ┫ 阳虚 ┛　　　 ┣→伤及任带——→带下病
　　　　　　　　　┗ 阴虚——感受湿邪 ┛

（2）标实 ┫ 脏腑湿热下注（化毒）
　　　　　┗ 湿、热、毒、虫内侵

诊断要点★

1. 症状 ┫ 主症——带下明显增多，色、质、气味异常
　　　　┗ 兼症 ┫ 全身症状
　　　　　　　　┗ 局部——瘙痒、疼痛

2. **妇科检查**——可见各类阴道炎、宫颈炎、盆腔炎性疾病的体征，也可发现肿瘤

3. **辅助检查** ┫ 阴道分泌物检查——明确病原体
　　　　　　　　┃ 血常规检查
　　　　　　　　┃ 宫颈分泌物病原体培养
　　　　　　　　┃ 病变局部组织活检
　　　　　　　　┗ B超检查——对盆腔炎性疾病及盆腔肿瘤
　　　　　　　　　　　　　　　　有意义

鉴别诊断★

1. **阴道炎鉴别诊断与治疗**——白带检查发现相应病原体可确诊

阴道炎 ┫ 滴虫性阴道炎——灰黄色泡沫样白带
　　　　┃ 念珠菌性阴道炎——白色豆渣样或乳酪样白带
　　　　┃ 细菌性阴道炎——稀薄鱼腥臭味白带
　　　　┃ 淋球菌性阴道炎——脓性分泌物
　　　　┗ 老年性阴道炎——阴道老年性改变，黏膜充血或
　　　　　　　　　　　　　　溃疡

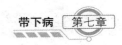

2. **经间期出血、漏下**——经间期出血是指月经周期正常，两次月经周期中间出现的周期性出血，持续3～5天，能自行停止。漏下是指经血非时而下，淋沥不尽而周期异常

3. **生殖道癥积和癌病**——生殖道癥积突入阴道时，可见带下量多，赤白或色黄淋沥，或伴臭味，可通过妇科检查鉴别；若见大量浆液性或脓性或脓血性恶臭白带，需要警惕输卵管癌、子宫颈癌、子宫内膜癌等生殖道癌病的发生，可通过妇科检查、B超检查、诊断性刮宫、阴道镜、宫腔镜和腹腔镜检查进行鉴别

4. **白浊**——泌尿生殖系统化脓性感染，临床特征为尿窍流出浑浊如脓之物，多随小便流出，可伴有小便淋沥涩痛；尿道口分泌物淋球菌培养阳性

辨证论治★★★

1. **辨证要点**——根据带下的量、色、质、气味的异常及伴随症状、舌脉辨其寒热、虚实

实热证——带下色深（黄、赤、青绿），质黏稠，有臭秽者

虚寒证——带下色淡（淡白、淡黄），质稀或有腥气者

2. **证型辨别**

表7-1 带下过多的证型辨别

证型	妇科特征				全身症状	舌脉
	量	色	质	臭气		
脾虚证	多	白	稀薄	无	脾虚证	舌淡胖，边有齿痕，苔薄白或白腻，脉细缓

续表

证型	妇科特征				全身症状	舌脉
	量	色	质	臭气		
肾阳虚证	多	淡	清稀如水	无	肾阳虚证	舌淡苔白润，脉沉迟
阴虚夹湿热证	较多	黄或赤白相兼	稍稠	有	肾阴虚证	舌红苔薄黄或黄腻，脉细数
湿热下注证	多	黄	呈脓性	有	湿热困脾证	舌红苔黄腻，脉滑数
湿毒蕴结证	多	黄绿如脓，或五色杂下	黏稠	有	热毒壅盛证	舌红苔黄腻，脉滑数

3. **治疗原则**——祛湿止带为基本原则，临证治法有清热解毒或清热利湿止带、健脾除湿止带、温肾固涩止带、滋肾益阴除湿止带，并结合外治

4. **分型论治**

表7-2 带下过多的分型论治

证型	治法	主方	药物组成
脾虚证	健脾益气，升阳除湿	完带汤	白术、山药、人参、白芍、苍术、甘草、陈皮、荆芥穗、车前子、柴胡
肾阳虚证	温肾助阳，涩精止带	内补丸	鹿茸、菟丝子、潼蒺藜、黄芪、肉桂、桑螵蛸、肉苁蓉、制附子、白蒺藜、紫菀茸

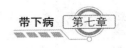

续表

证型	治法	主方	药物组成
阴虚夹湿热证	滋阴益肾，清热祛湿	知柏地黄丸加芡实、金樱子	知母、黄柏、熟地黄、山茱萸、茯苓、山药、牡丹皮、泽泻、芡实、金樱子
湿热下注证	清热利湿止带	止带方	猪苓、茯苓、车前子、泽泻、茵陈、赤芍、牡丹皮、黄柏、栀子、川牛膝
湿毒蕴结证	清热解毒，利湿止带	五味消毒饮加土茯苓、薏苡仁、黄柏、茵陈	蒲公英、金银花、野菊花、紫花地丁、天葵子、土茯苓、薏苡仁、黄柏、茵陈

5. **重点方剂**——完带汤、止带方、内补丸

第二节　带下过少

定义★★★

带下量少，甚或全无，阴道干涩，伴有全身、局部症状者，称为带下过少。

病因病机★★

病机——阴精不足，不能润泽阴户

肝肾亏损——阴液不足

血瘀津亏——阻滞气机、血脉 }任带失养——带下过少

诊断要点★★

1. **症状**——阴道分泌物过少，阴道干涩，甚至阴部萎缩；或伴性欲低下，性交疼痛；烘热汗出、心烦失眠；月经错后，经量过少，甚至闭经

2. **妇科检查**——阴道黏膜皱褶减少，阴道壁菲薄充血，分泌物极少，宫颈、宫体或有萎缩

3. **辅助检查** $\begin{cases} \text{性激素测定示 } E_2 \text{ 降低，LH、FSH 升高} \\ \text{B 超检查：双侧卵巢缺如或卵巢体积变小、} \\ \qquad\qquad \text{或子宫萎缩，子宫内膜菲薄} \end{cases}$

鉴别诊断★★

1. **卵巢早衰**——是指妇女在 40 岁前绝经，常伴有绝经期症状，E_2 下降，FSH、LH 升高

2. **绝经**——正常妇女一般在 45 ~ 54 岁绝经。妇女自然绝经后，因卵巢功能下降而出现带过少，少数可出现阴道干涩不适等症状

3. **席汉综合征**——是由于产后大出血、休克造成垂体前叶急性坏死，丧失正常分泌功能而致。临床表现为产后体质虚弱，面色苍白，无乳汁分泌，闭经，阴部萎缩，性欲减退，并有畏寒、头昏、贫血、毛发脱落等症状。FSH、LH 明显降低，甲状腺功能（TSH、T3、T4）降低，尿 17-羟皮质类固醇、尿 17-酮皮质类固醇低于正常

辨证论治★★★

表 7-3　带下过少的分型论治

证型	肝肾亏损证	血瘀津亏证
妇科特征	带下过少，甚或全无，阴道干涩或瘙痒，甚则阴部萎缩，性交涩痛	带下过少，阴道干涩，性交疼痛；精神抑郁，烦躁易怒，小腹或少腹疼痛拒按，胸胁、乳房胀痛，经量少或闭经

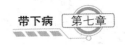

续表

证型	肝肾亏损证	血瘀津亏证
治法	滋补肝肾，益精养血	补血益精，活血化瘀
主方	左归丸	小营煎加丹参、桃仁、川牛膝
药物组成	熟地黄、山药、山茱萸、枸杞子、菟丝子、鹿角胶、龟甲胶、川牛膝	当归、熟地黄、白芍、山药、枸杞子、炙甘草、丹参、桃仁、川牛膝

难点提示

1. **带下过多**——病因病机

2. **带下病的鉴别诊断**——应辨别类型，明确病原微生物，尤其注意与恶性肿瘤鉴别，及早发现，改善预后

3. **带下病久治不愈的原因**

（1）诊断失误——分泌物取材不当造成结果假阴性或假阳性；未认识到混合感染；某些生理或药物因素误认为感染等

（2）治疗失当——诊断错误直接导致，药物选择不敏感

（3）重复感染——性伴侣未治疗；治疗期间未遵守医嘱，未节制性生活

第八章 ▶ 妊娠病

★★★ 掌握妊娠病的定义、诊断、辨证论治、总治则及
    用药宜忌
★★★ 掌握异位妊娠、胎漏、胎动不安、滑胎、胎萎不
    长、胎死不下、子痫、子满、子肿、子晕、子嗽、
    子淋、妊娠身痒、妊娠贫血、难产的定义、诊断
    及辨证论治
★★★ 掌握堕胎、小产的定义、辨证论治、诊断及鉴别
    诊断
★★ 掌握妊娠小便不通的定义、辨证论治及应急处理;
    掌握恶阻、妊娠腹痛的定义及辨证论治
★★ 熟悉妊娠腹痛、异位妊娠、子满、子肿、子晕、子
    嗽、子淋、妊娠小便不通、妊娠身痒、妊娠贫血的
    病因病机、诊断及鉴别诊断
★★ 熟悉胎漏、胎动不安、胎萎不长的病因病机及转归
★★ 熟悉滑胎的病因病机、常用检查
★★ 熟悉恶阻、堕胎、小产的病因病机
★ 了解胎死不下的病机

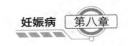 重点提示

妊娠病的治则★★★

治病与安胎并举；下胎益母。

妊娠用药原则★★★

有故无殒，亦无殒也；衰其大半而止。

妊娠慎用禁用药★★★

峻下、滑利、祛瘀、破血、耗气、散气及一切有毒之品。

第一节　妊娠恶阻

定义★★★

妊娠恶阻是指妊娠早期出现严重的恶心呕吐、头晕厌食，甚则食入即吐的疾病。

1. 区别
{ 早孕反应——程度较轻，不属病态，一般 3 个月后逐渐消失
恶阻——恶心呕吐，头晕倦怠，甚至食入即吐，严重者耗伤气阴

2. 临床疾病——主要指妊娠剧吐

病因病机★★

1. 病因

（1）胃虚 { 素体胃气虚弱
饮食不节伤胃

（2）肝热 { 素性急躁多怒
恚怒伤肝

（3）痰滞 { 素体脾阳虚弱
忧思过度伤脾

2. **病位**——主要在胃，涉及肝脾

3. **病机**——冲气上逆，胃失和降

胃虚——孕后冲气隶于阳明
肝热——孕后阴血虚阳愈旺 } 冲气上逆
痰滞——冲气夹痰饮上逆 } 胃失和降 → 恶阻
↓呕吐不止
气阴两虚

诊断要点★

1. **症状**

（1）妊娠早期——有停经史、早孕反应等，多发生在孕3个月内

（2）频繁呕吐，厌食，甚至全身乏力，精神萎靡，全身皮肤和黏膜干燥，眼球凹陷，体重下降，严重者可出现血压下降、体温升高、黄疸、嗜睡和昏迷

2. **体征**——妇科检查提示子宫增大与停经月份相符，子宫变软

3. **实验室检查**

尿妊娠试验
尿酮体检查
血肝肾功能检查 } 识别病情轻重和判断预后
血电解质检查

鉴别诊断★

1. **葡萄胎**——恶心，呕吐剧烈，阴道不规则流血，偶有水泡状胎块排出，子宫较停经月份大，质软，HCG 水平明显升高，B 超示宫腔内呈落雪状图像，而无妊娠囊及胎心搏动征

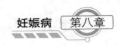

2. **妊娠合并急性胃肠炎**——多有饮食不洁史，除恶心呕吐外，常伴有上腹部或全腹部阵发性疼痛，肠道受累时伴有腹泻，大便检查可见白细胞及脓细胞

3. **妊娠期急性阑尾炎**——脐周疼痛或中上腹部疼痛，伴有恶心呕吐，24 小时内腹痛转移到右下腹；查体麦氏点有压痛、反跳痛，伴有肌紧张，出现体温升高，白细胞增多

辨证论治★★★

1. **辨证要点**——辨其寒热、虚实

（1）虚证——口淡，呕吐清水清涎

（2）实证、热证——口苦，呕吐酸水或苦水

（3）痰湿中阻——口淡黏腻，呕吐痰涎

（4）气阴两亏之重症——咖啡色黏涎或带血样物

2. **主要治则**——调气和中，降逆止呕

3. **分型论治**

表 8-1　妊娠恶阻的分型论治

证型	主要症状	兼症	治则	主方	方药
胃虚证	恶心呕吐，甚则食入即吐	脾胃虚弱证	健胃和中，降逆止呕	香砂六君子汤	人参、白术、茯苓、甘草、陈皮、木香、砂仁、生姜、大枣

续表

证型	主要症状	兼症	治则	主方	方药
肝热证	呕吐酸水或苦水	肝经郁热证	清肝和胃,降逆止呕	加味温胆汤	陈皮、半夏、茯苓、甘草、枳实、竹茹、黄芩、黄连、麦冬、芦根、生姜
痰滞证	呕吐痰涎	痰饮内停证	化痰除湿,降逆止呕	青竹茹汤	竹茹、陈皮、茯苓、半夏、生姜

第二节 异位妊娠

定义★★★

异位妊娠是指受精卵在子宫体腔以外着床发育的疾病,俗称宫外孕。

区别 ⎰ 宫外孕——不包括宫颈妊娠、子宫残角妊娠和子宫瘢痕妊娠
　　　⎱ 异位妊娠——含义更广

病因病机★★

1. 病因

(1) 胎元阻络

(2) 胎瘀阻滞

(3) 气血亏脱

(4) 正虚血瘀

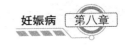

（5）瘀结成癥

2. 病位——主要在少腹

3. 病机——冲任不畅，少腹血瘀

诊断要点 ★★

1. 症状——停经、阴道不规则出血、下腹痛等，或有腹部包块、晕厥、休克

2. 体征——妇科检查

（1）未破裂或流产——子宫略大较软，可触及一侧附件增粗，囊性，压痛明显

（2）破裂或流产——阴道后穹隆饱满、触痛，宫颈举痛、摇摆痛明显，可能有子宫漂浮感

3. 实验室检查

（1）尿妊娠试验——阳性

（2）B 超——可提示包块或后穹隆、腹腔液性暗区

（3）诊断性刮宫——宫内组织物病理检查未见绒毛等妊娠组织物

（4）后穹隆穿刺——若破裂或流产，可抽出暗红色不凝血

（5）腹腔镜检查或剖腹探查——患侧输卵管局部肿胀增粗，表面呈紫蓝色；或患侧输卵管管壁见破裂口，破口处可见活动性出血；或患侧输卵管伞端血块附着，或活动性出血，腹腔内可找到妊娠组织物

鉴别诊断 ★★

1. 未破损期 { 妊娠腹痛——与异位妊娠未破裂、流产相似，但 B 超、妇科检查可区别

胎动不安——B 超、血 HCG、妇检可明确诊断

黄体破裂——无停经史，下腹突发性疼痛。妇检
　　　　　后穹隆触痛、宫颈举痛、一侧附件
　　　　　区域压痛，尿妊娠试验阴性

卵巢囊肿蒂扭转——下腹疼痛突然发作，以一侧
　　　　　　　　为主，甚至伴呕吐，妇检及
　　　　　　　　B超可区别

2. 已破损期

急性阑尾炎——转移性右下腹疼痛，麦氏点压痛、
　　　　　　反跳痛，妇检未见明显阳性体征

急性输卵管炎——无停经史，下腹持续性疼痛，
　　　　　　　后穹隆穿刺可抽出渗出液或脓
　　　　　　　液，B超、妇检可明确诊断

流产——阴道流血先量少后增多，伴或不伴腹痛，
　　　　有小血块或绒毛排出，B超、妇检、血
　　　　HCG可鉴别

分期★★★

表8-2　异位妊娠的分期论治

分期		主要症状	兼症或体征	治法	主方	方药
未破损期	胎元阻络证	停经，或不规则阴道流血，或伴下腹隐痛	B超示一侧附件包块，血HCG（+），但未破裂或流产	化瘀消癥杀胚	宫外孕Ⅰ号方	赤芍、丹参、桃仁
	胎瘀阻滞证	停经，小腹坠胀不适	B超示一侧附件区局限性包块，血HCG由（+）转（-）	化瘀消癥	宫外孕Ⅱ号方	丹参、赤芍、桃仁、三棱、莪术

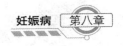

续表

分期		主要症状	兼症或体征	治法	主方	方药
已破损期	气血亏脱证	停经，不规则阴道流血，突发下腹剧痛	血 HCG（+），B超提示盆腔、腹腔积液，后穹隆穿刺或腹腔穿刺抽出不凝血；面色苍白，四肢厥逆，冷汗淋漓，甚至昏厥，血压明显下降	益气止血固脱	四物汤加黄芪	当归、熟地黄、白芍、川芎、黄芪
	正虚血瘀证	破损不久，腹痛拒按，不规则阴道流血	血 HCG（+），B超示盆腔一侧有混合性包块；头晕神疲，生命体征平稳	益气养血，化瘀杀胚	宫外孕Ⅰ号方加党参、黄芪、何首乌、熟地黄、蜈蚣、紫草、天花粉	赤芍、丹参、桃仁、党参、黄芪、何首乌、熟地黄、蜈蚣、紫草、天花粉
	瘀结成癥证	破损已久，腹痛减轻或消失，小腹坠胀	血 HCG 由（+）转（-）B超示一侧局限性混合性包块	活血化瘀消癥	宫外孕Ⅱ号方加乳香、没药	赤芍、丹参、桃仁、三棱、莪术、乳香、没药

1. 急症处理

（1）一般处理——患者平卧，观察患者血压、脉搏、呼吸、体温、神志，急查血常规、血型、交叉配血等，做好自

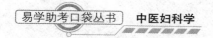

体血回输准备

（2）开放静脉补液通路——立即给予吸氧、输液。若出现失血性休克应开放两条静脉通路，迅速补充血容量

（3）益气固脱——可用50％的葡萄糖注射液40mL加参附注射液10mL静脉注射，或用5％葡萄糖注射液500mL加参附注射液20mL静脉滴注

（4）手术治疗——如血压下降、腹腔内出血较多者，应立即手术治疗

2. 非手术治疗输卵管妊娠——必须重视对兼症的处理，最多见的是腑实证

气血亏脱型宜中西医结合抢救；正虚血瘀型患者常有气虚之象，用药宜平和，勿伤正气；有出血可能，应做好抢救准备；瘀结成癥型者可同时行外敷或灌肠治疗，加速包块的吸收。

第三节　胎漏、胎动不安

定义★★★

妊娠期阴道少量出血，时出时止，或淋沥不断，而无腰酸、腹痛、小腹坠胀者，称为胎漏，也称胞漏、漏胎。

妊娠期间出现腰酸、腹痛、小腹下坠，或伴少量阴道出血者，称为胎动不安。

临床疾病：先兆流产、妊娠中晚期的前置胎盘出血。

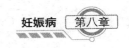

病因病机★★

1. 病因多虚、瘀、热

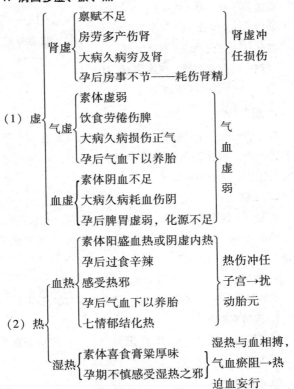

```
          ┌ 肾虚 ┬ 禀赋不足              ┐
          │      │ 房劳多产伤肾          ├ 肾虚冲
          │      │ 大病久病穷及肾        │ 任损伤
          │      └ 孕后房事不节——耗伤肾精 ┘
          │
          │ 气虚 ┬ 素体虚弱              ┐
(1) 虚 ───┤      │ 饮食劳倦伤脾          │
          │      │ 大病久病损伤正气      ├ 气
          │      └ 孕后气血下以养胎      │ 血
          │                              │ 虚
          │ 血虚 ┬ 素体阴血不足          │ 弱
          │      │ 大病久病耗血伤阴      │
          └      └ 孕后脾胃虚弱，化源不足 ┘
```

```
          ┌ 血热 ┬ 素体阳盛血热或阴虚内热 ┐
          │      │ 孕后过食辛辣           │ 热伤冲任
          │      │ 感受热邪               ├ 子宫→扰
(2) 热 ───┤      │ 孕后气血下以养胎       │ 动胎元
          │      └ 七情郁结化热           ┘
          │
          │ 湿热 ┬ 素体喜食膏粱厚味  ┐ 湿热与血相搏，
          └      └ 孕期不慎感受湿热之邪 ├ 气血瘀阻→热
                                       ┘ 迫血妄行
```

2. 病位——冲任、胞宫、胎元

3. 病机——冲任气血失调，胎元不固

肾虚
气虚 } 不能固摄滋养胎元
血虚

血瘀——瘀阻胞宫、冲任，胎元失养

血热——热伤冲任，扰动胎元

湿热——与血相搏，气血瘀阻，不得
下达冲任以养胎

} 胎元不固——→胎漏、胎动不安

诊断 ★★★

1. **病史**——有停经史，或有早孕反应，常有人工流产、自然流产史，精神创伤史或素有癥瘕史，孕后不节房事史，过度劳累史，跌仆闪挫史等

2. **症状**

胎漏——仅有少量出血，而无腰酸、腹痛、小腹坠胀

胎动不安——有腰酸、腹痛下坠，伴或不伴少量阴道出血

3. **体征**

妇科检查——子宫颈口未开，子宫大小与孕月相符

4. **实验室检查**

尿妊娠试验阳性，血 HCG 定量测定，B 超检查胚胎位置、存活情况。

鉴别诊断 ★

1. **流产**

（1）难免流产——阴道出血量增加，阵发性下腹痛加重或出现阴道流液。妇检：宫口已开，有时可见胚胎组织堵塞宫颈口，子宫大小与孕月相符或略小

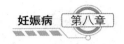

（2）不全流产——阴道出血持续不止。妇检：宫颈口已开，部分胚胎样产物已随血排出，部分仍残留宫腔，子宫小于孕月

（3）完全流产——阴道流血渐止，腹痛逐渐消失，妊娠产物完全排出。妇检：宫颈口已闭，子宫接近正常

2. **异位妊娠**——妇检、B超可区别

3. **葡萄胎**——停经后不规则阴道流血，有时可排出水泡样组织，腹痛不明显，妊娠剧吐，血 β-HCG 异常升高。妇检：子宫异常增大，变软。B超见宫腔内充满弥漫分布的光点和小囊样无回声区

4. **崩漏**——多有月经不调史或不孕史，多发生在青春期和绝经前后；子宫不规则出血，妇检无阳性体征；HCG 阴性；B超示子宫附件未见异常

辨证论治★★★

1. **辨治原则**——补肾固冲

胎元未殒——安胎为主（固肾、清热、调气养血、活血消癥、清热利湿等）

胎殒难留——下胎益母

兼有他病——治病与安胎并举

2. **分型论治**

表8-3 胎动不安的分型论治

证型	主要症状	兼症	治法	主方	方药
肾虚证	阴道少量下血，色淡暗，腰酸腹坠痛	肾虚证	固肾安胎，佐以益气	寿胎丸加党参、白术	菟丝子、桑寄生、续断、阿胶、党参、白术等

续表

证型		主要症状	兼症	治法	主方	方药
气血虚弱证		阴道少量流血、色淡红、质稀薄，或小腹空痛	气血虚弱证	补气养血，固冲安胎	胎元饮	人参、杜仲、白芍、熟地黄、白术、陈皮、炙甘草、当归
血热证	实热证	阴道少量流血、色鲜红或深红、质稠，腰酸，小腹灼痛	实热证	清热凉血，固冲止血	阿胶汤去当归、川芎	黑栀子、侧柏叶、黄芩、白芍、熟地黄、阿胶
	虚热证	阴道少量流血、色鲜红、质稀，腰酸，小腹灼痛	虚热证	滋阴清热，养血安胎	保阴煎	生地黄、熟地黄、黄芩、黄柏、白芍、山药、续断、甘草
血瘀证		宿有癥积，阴道下血，色暗红，常有腰酸胀痛或坠痛	血瘀证	活血化瘀，补肾安胎	桂枝茯苓丸合寿胎丸减桃仁	桂枝、茯苓、芍药、牡丹皮、菟丝子、桑寄生、续断、阿胶等
湿热证		阴道少量流血或淋沥不尽，色暗红，腰酸腹痛	湿热证	清热利湿，补肾安胎	当归散合寿胎丸去川芎、阿胶加茵陈	当归、白芍、黄芩、白术、菟丝子、桑寄生、续断、茵陈

3. 胎元已殒——当病情发展，四大症状加重，滑脉不显、早孕反应消失，尿 HCG 试验转阴时，则说明胎堕难留或胎元已殒，当下胎益母

4. 重点方剂——寿胎丸、胎元饮

第四节　堕胎、小产

定义★★★

凡妊娠 12 周内，胚胎自然殒堕者，称为堕胎。

妊娠 12～28 周，胎儿已成形而自然殒堕者，称小产，亦称半产。

临床疾病★★ ⎰早期流产——堕胎
　　　　　　　　⎱晚期流产——小产

病因病机★★

1. 病因——同胎漏、胎动不安

2. 病机——冲任损伤、胎元受损或胎结不实

肾气虚弱⎱
气血不足⎰
血热　　⎱冲任损伤──→胎元不固──→殒堕
跌仆血瘀⎰

诊断要点★★★

1. 病史——有早期妊娠史，或曾有胎漏、胎动不安病史，或有妊娠期热病史、外伤史

2. 症状

（1）堕胎——妊娠 12 周内，出现阴道流血，且血量超过

月经量，继而小腹疼痛加重，胚胎自然殒堕

（2）小产——妊娠 12～28 周，先出现小腹阵发性疼痛，继而阴道流血，或有羊水溢出，胎儿自然殒堕

3. **体征**——宫颈扩张、胚胎组织排出、羊水、子宫大小等情况

4. **实验室检查** ⎰ 妊娠试验阳性或阴性
　　　　　　　　⎱ 血常规
　　　　　　　　　 B 超检查子宫、附件：子宫大小、妊娠囊、胎心搏动等情况

鉴别诊断 ★★★

1. **不全流产**——妊娠物未完全排出

2. **异位妊娠**——可由 B 超检查宫腔情况，结合病史、临床症状诊断并鉴别

3. **子宫肌瘤**——无停经史及早孕反应，HCG 试验阴性，B 超检查可明确诊断

4. **胎漏、胎动不安**——妊娠期间，阴道不时有少量出血，时出时止，或淋沥不断，而无腰酸、腹痛下坠者，称为胎漏，也称胞漏、漏胎；而出现腰酸、腹痛、小腹下坠，或伴少量阴道出血者，称为胎动不安，不伴有胚胎堕出

辨证论治 ★★★

1. **辨证要点**——根据阴道流血、腹痛、全身症状及舌脉气血虚实，结合妇科检查、B 超检查迅速做出判断，以期早期治疗，改善预后

2. **处理原则**

下胎益母，临证中一旦确诊，应尽快终止妊娠。

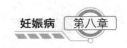

（1）胎堕难留——祛瘀下胎，立即清宫，防止大出血

（2）胎堕不全 $\begin{cases} \text{立即清宫} \\ \text{出血不多则活血化瘀，佐以行气——生化} \\ \text{汤加益母草、炒蒲黄} \end{cases}$

（3）胎堕完全——按产后调治——生化汤

3. 分型论治

表8–4 堕胎、小产的分型论治

证型	胎堕难留证	胎堕不全证
主要症状	阴道流血增多，色红有块，小腹坠胀疼痛加剧，会阴坠胀，或有羊水溢出胎殒之后，有部分组织残留于子宫，阴道流血不止，腹痛阵阵，甚至出血如崩	
兼症	瘀血内阻证	气血亏虚证
治法	祛瘀下胎	益气祛瘀
主方	脱花煎加益母草	脱花煎加人参、益母草、炒蒲黄
方药	当归、肉桂、牛膝、红花、车前子、川芎、益母草	当归、川芎、肉桂、牛膝、红花、车前子、人参、益母草、炒蒲黄

4. 重点方剂——脱花煎

第五节　胎死不下

定义★★★

胎死不下是指胎死胞中，历时过久，不能自行产出者，亦称胎死腹中、胎死不下是指子死腹中。

临床疾病：指死胎、稽留流产。

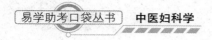

病因病机★

1. **病因** ⎰ 气血虚弱 ⎰ 素体虚弱、饮食劳倦伤脾
　　　　　　　　　　　 ⎱ 孕后久病体虚
　　　　　　⎱ 瘀血阻滞 ⎰ 孕期跌仆外伤、或寒凝血滞、或感染
　　　　　　　　　　　　　　邪毒、或湿浊内停

2. **病机**

虚者——气血虚弱，无力运胎外出
实者——瘀血湿浊阻滞，碍胎排出 ⎱ 胎死不下

诊断要点★★★

1. **病史**——早期妊娠史，或有胎漏，胎动不安病史

2. **症状**——妊娠早期可无症状，早孕反应、乳胀消失；中晚期自觉胎动停止，子宫不再继续增大；若胎儿死亡时间过长，则可出现口中恶臭、阴道流血、腰酸腹坠、脉涩等

3. **体征**

（1）腹部检查——妊中晚期腹围缩小，宫底下降，扪不到胎动，听不到胎心音

（2）妇科检查——子宫颈口闭合，子宫小于妊娠月份；若妊娠中晚期胎死不久，子宫大小与妊娠月份相符

4. **实验室检查**——盆腔B超检查无胎动、胎心，妊娠中晚期胎死日久，可见胎头塌陷，胎盘肿胀，必要时查凝血功能

鉴别诊断★

1. **胎萎不长**——B超示胎儿存活，生长迟缓，无阴道流血

2. **胎漏**——阴道出血量少，妇检子宫增大符合妊娠月

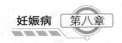

份，B超示宫内妊娠，可见完整妊娠囊，或有胎心音、胎动存在

辨证论治★★★

1. 治疗原则——下胎益母

（1）下胎之法，必须根据母体的强弱，审慎用药，不宜概投猛攻峻伐之品，致伤孕妇正气。

（2）如孕妇本身气血已虚，则宜先固本元，补气养血益母，然后再行下胎。

2. 分型论治

表8-5 胎死不下的分型论治

证型		气血虚弱证	瘀血阻滞证
主要症状	同	胎死不下腹痛，阴道流血	
	异	小腹隐痛，或有冷感，阴道流淡红色血水	小腹或刺痛或胀痛，阴道流血，紫暗有块
治法		益气养血，活血下胎	活血祛瘀，燥湿行气
主方		救母丹	脱花煎合平胃散加芒硝
主要药物		人参、当归、川芎、益母草、赤石脂、荆芥穗	当归、川芎、肉桂、牛膝、红花、车前子、苍术、厚朴、陈皮、甘草、生姜、大枣、芒硝

第六节 滑 胎

定义★★★

凡堕胎或小产连续发生3次或3次以上者，称为滑胎，亦称数堕胎。

1. 特点

（1）连续性。

（2）自然殒堕，不包括人工堕胎。

（3）应期而下。

2. 临床疾病——主要指复发性流产

病因病机 ★★

1. 病因

肾虚 {
先天禀赋不足
孕后房事不节伤肾
大病久病伤肾
}

气血虚弱 {
素体脾胃虚弱
饮食劳倦伤脾
大病久病耗气伤血
} 屡孕屡堕

血瘀——胞宫原有癥瘕

2. 病位——主要在冲任二脉，与脾肾二脏有关

3. 病机

肾虚——冲任失固
气血虚弱——冲任失养，不能摄养胎元 } 导致屡孕屡堕
血瘀——损伤冲任，气血失和，胎元失养

诊断要点 ★★

1. 病史——堕胎、小产连续发生 3 次或 3 次以上

2. 体征——了解血压、子宫发育情况、有无子宫肌瘤、畸形及盆腔肿物等

3. 实验室检查

（1）血常规、垂体、卵巢功能、甲状腺激素等检查。

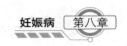

（2）男女双方染色体。

（3）男方：精子数目、活动力、畸形率。

（4）女方：黄体功能、胎盘内分泌功能、ABO 抗原、血清抗体效价、抗心磷脂抗体、Torch's 全套等。

（5）免疫功能、TORCH 四项等。

辨证论治★★★

1. 辨证依据——本病主要以滑胎伴随全身症状及脉症作为辨证依据

2. 治疗原则——应本着预防为主，防治结合的阶段性原则

（1）妊娠前：以补肾健脾、益气养血、调理冲任为主。

（2）经不调者，当先调经；若因他病而致滑胎者，当先治他病，再次受孕应距上次殒堕 1 年左右，一旦妊娠或怀疑有孕，应按"胎动不安"治疗。

3. 分型论治

表 8-6　滑胎的分型论治

证型	治法	主方	药物组成
肾虚证	补肾益气固冲	补肾固冲丸	菟丝子、续断、巴戟天、杜仲、当归、熟地黄、鹿角霜、枸杞、阿胶、党参、白术、大枣、砂仁
气血虚弱证	益气养血固冲	泰山磐石散	人参、黄芪、当归、续断、黄芩、川芎、白芍、熟地黄、白术、炙甘草、砂仁、糯米
血瘀证	祛瘀消癥固冲	桂枝茯苓丸	桂枝、茯苓、芍药、牡丹皮、桃仁

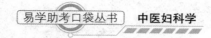

4. 重点方剂——补肾固冲丸、肾气丸、桂枝茯苓丸、寿胎丸

第七节　葡萄胎

定义★★★

妊娠数月，腹部异常增大，隐隐作痛，阴道反复流血，或下水泡者，称为葡萄胎，亦称伪胎、鬼胎。

临床疾病：葡萄胎、侵蚀性葡萄胎。

病因病机★★

1. 病因

气血虚弱——素体虚弱，气血不足，孕后邪思蓄注，血随气结而不散，冲任滞逆，胞中壅瘀

气滞血瘀——素性抑郁，孕后情志不遂，肝郁气滞，血与气结，冲任不畅，瘀血结聚胞中

寒湿瘀滞 { 久居湿地 / 食凉饮冷 / 经期、产后 / 感受寒湿 } → 寒湿之邪客于冲任胞宫 → 气血瘀滞

痰浊凝滞 { 素体肥胖 / 恣食厚味 / 脾虚不运 } → 湿聚成痰 → 痰浊内停，冲任不畅，痰浊郁于胞中

胞脉受损

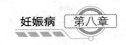

2. **病机**——素体虚弱，七情郁结，痰浊凝滞不散，精血虽凝而终不成形

诊断要点★★

1. **病史**——有停经、早孕反应史，孕后有不规则阴道流血史

2. **症状**——孕早中期出现阴道不规则流血，有时大量流血，偶可于血中发现水泡状物；流血前常有隐隐的阵发性腹痛，腹大异常；约半数患者早期出现严重呕吐；少数在孕24周前出现高血压、蛋白尿、水肿

3. **体征**——子宫大于停经月份，质软，有时可触及一侧或双侧卵巢呈囊性增大

4. **实验室检查**——B超见"落雪状"图像，无妊娠囊、胎心搏动或胎体；血HCG测定高于相应孕周正常值，且持续不降；多普勒胎心测定：未听到胎心，可闻及子宫血管杂音

鉴别诊断★

常与胎漏、胎动不安、胎水肿满、双胎等鉴别

辨证论治★★★

1. **辨证依据**——以孕期阴道流血、腹大异常为主，结合全身症状及舌脉等

2. **治疗原则**——下胎祛瘀益母为主，佐以调补气血

葡萄胎一经确诊应及时清宫，术后可予中药益气养血祛瘀以善其后，若为恶证或有恶性倾向，可采用化疗等治疗手段。

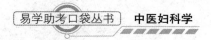

3. 分型论治

表8-7　葡萄胎的分型论治

证型	主要症状	兼症	治法	主方	药物组成
气血虚弱证	孕期阴道不规则流血、色淡、质稀，腹大异常，无胎动、胎心音	气血两虚证	益气养血，活血下胎	救母丹加枳壳、川牛膝	人参、当归、川芎、益母草、赤石脂、荆芥穗、枳壳、川牛膝
气滞血瘀证	孕期阴道不规则流血，量或多或少，血色紫暗有块，腹大异常，无胎动、胎心音	气滞血瘀证	理气活血，祛瘀下胎	荡鬼汤	枳壳、厚朴、桃仁、红花、牡丹皮、川牛膝、雷丸、大黄、人参、当归
寒湿瘀滞证	孕期阴道不规则流血，量少色紫暗有块，腹大异常，无胎动、胎心音	寒湿凝滞证	散寒除湿，逐水化瘀下胎	芫花散	芫花、吴茱萸、川乌、巴戟天、秦艽、柴胡、白僵蚕
痰浊凝滞证	孕期阴道不规则流血，量少色暗，腹大异常，无胎动、胎心音	痰湿凝滞证	化痰除湿，行气下胎	平胃散加芒硝、枳壳	苍术、厚朴、陈皮、甘草、生姜、大枣、芒硝、枳壳

第八节　胎萎不长

定义 ★★★

胎萎不长是指孕妇腹形小于相应妊娠月份，胎儿存活而

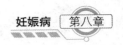

生长迟缓者，亦称妊娠胎萎、胎不长。

1. **要点**——胎儿存活而生长迟缓

2. **临床疾病**——胎儿生长受限

病因病机★

1. **病因**

孕后恶阻气血化源不足 ⎫
素体气血不足 ⎬ 气血虚弱
久患宿疾，气血暗耗 ⎪
胎漏下血日久/孕后恶阻较重，化源不足 ⎭

素体禀赋脾肾不足 ⎫
孕后房事不节，伤及肾气 ⎬ 脾肾不足
劳倦过度，损伤脾气 ⎭

素体阳盛或阴虚内热 ⎫
久病失血伤阴 ⎬ 血热
孕后过服辛辣食物及辛热暖宫药物 ⎪
感受热邪 ⎭

母体胞宫原有癥瘕——血瘀

2. **病位**——胞宫、脾、肾

3. **病机**——父母禀赋虚弱，或孕后将养失宜，以致胞脏虚损，胎养不足，而生长迟缓

气血虚弱——胎失所养 ⎫
脾肾不足——精血化源不足，胎失所养 ⎬ 胎萎不长
血热——损伤胎元，胎失濡养 ⎪
血瘀——气血不调，日久伤肾，胎失所养 ⎭

诊断要点★★★

1. **病史**——可伴有胎漏、胎动不安史，或有妊娠剧吐、妊娠高血压综合征、慢性肾炎、慢性高血压、贫血、营养不良、冠心病、慢性消耗性疾病，或有烟酒嗜好、偏食史

2. **临床表现**——妊娠中晚期，腹形与子宫明显小于正常妊娠月份

3. **检查**

（1）动态测量宫高、腹围。

（2）B超——头围与腹围比值小于正常同孕周平均值的第10百分位数，胎儿双顶径增长缓慢、羊水过少、胎盘老化，或孕晚期每周测量体重增长不足0.5kg，有诊断意义。彩色多普勒超声检查脐动脉舒张期末波缺失或倒置，提示有胎萎不长可能。

鉴别诊断★

常与胎死不下、羊水过少等鉴别。

辨证论治★★★

1. **辨证依据**——伴随的全身证候、舌苔、脉象等

2. **治疗原则**——重在养精血，益胎元；补脾胃，滋化源。若发现畸胎、死胎情况时，则应下胎益母

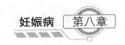

3. 分型论治

表8-8 胎萎不长的分型论治

证型	主症	舌苔	脉象	治法	主方
气血虚弱证	腹形和宫体增大明显小于妊娠月份，胎儿存活	舌淡苔少	脉细滑弱	补益气血养胎	胎元饮
脾肾不足证		舌淡苔白	脉沉迟	补益脾肾养胎	寿胎丸合四君子汤
血热证		舌红苔黄	脉滑数或细数	滋阴清热，养血育胎	保阴煎
血瘀证		舌暗红或有瘀斑	脉弦滑或沉弦	祛瘀消瘕，固冲育胎	桂枝茯苓丸合寿胎丸

第九节　子肿、子晕、子痫

一、子肿

定义 ★★★

子肿是指妊娠中晚期孕妇出现肢体、面目肿胀的病证。

临床疾病：主要为妊娠水肿，是妊娠高血压综合征的早期症状之一。

病因病机 ★★

1. 病因

（1）脾虚 { 脾气素虚，因孕重虚
过食生冷，内伤脾阳
忧思劳倦伤脾

（2）肾虚——素体肾虚

（3）气滞 $\begin{cases} 肝气素郁 \\ 胎阻气机 \end{cases}$

2. 病位——在肌肤，与脾肾二脏关系密切

3. 病机

$\left.\begin{array}{l} 脾阳虚 \\ 肾阳虚 \end{array}\right\}$水湿不化→泛溢肌肤 $\left.\begin{array}{l} \\ \\ \end{array}\right\}$子肿

胎气壅阻→气滞水停

诊断要点 ★★

1. 病史——严重贫血、原发性高血压、慢性肾炎、糖尿病等合并妊娠、多胎妊娠等

2. 临床表现——主要特征为浮肿，多发生于妊娠 20 周以后

3. 检查

（1）根据水肿程度分为四度

Ⅰ°：（+）小腿及足部明显浮肿，休息后不消退；

Ⅱ°：（++）水肿上延至大腿；

Ⅲ°：（+++）水肿延至外阴及腹部，肿势较前明显；

Ⅳ°：（++++）全身浮肿或伴有腹水。

（2）尿检 $\begin{cases} 可有少许红细胞、白细胞及管型 \\ 24小时尿蛋白定量≥0.3g为异常 \end{cases}$

（3）B 超——了解有无畸胎、双胎、多胎，以及羊水情况

鉴别诊断 ★★

1. 中医——与子满鉴别

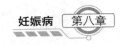

2. 西医

（1）妊娠合并慢性肾炎——孕前有急、慢性肾炎病史，孕前浮肿，孕后渐加重，浮肿首先发生在眼睑，24 小时尿蛋白≥0.3g，尿中有各种管型或红、白细胞，血中尿素氮升高

（2）妊娠合并心脏病——孕前有心脏病史，孕后出现心悸、气短、踝部浮肿、心动过速等，心脏及心功能检查可助鉴别

（3）营养不良性水肿——由于营养不良，导致低蛋白血症而引起水肿，常伴有消瘦、乏力、贫血、多尿等症状。血浆蛋白总量及白蛋白浓度测定有助于鉴别诊断

辨证论治★★★

1. 根据肿胀的性质
 - 水病——病在有形之水，皮薄，色白而光亮，按之凹陷，即时难起
 - 气病——病在无形之气，皮厚而色不变，随按随起

2. 根据病变的部位
 - 病变在脾——四肢面目浮肿，皮薄而光亮，伴脾虚证
 - 病变在肾——面浮肢肿，下肢尤甚，伴肾虚证

3. 治疗原则——治病与安胎并举的原则

（1）以利水化湿为主，适当加入养血安胎之品，脾虚者健脾利水，肾虚者温肾利水，气滞者理气化湿。

（2）慎用温燥、寒凉、峻下、滑利之品，选用皮类利水药，以免伤胎。

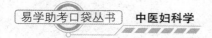

4. 分型论治

表8-9 子肿的分型论治

证型	脾虚证	肾阳虚证	气滞证
主要症状	面目四肢浮肿，或遍及全身，皮薄光亮	面浮肢肿，下肢尤甚，按之没指	肢体肿胀，始于两足，渐及于腿，皮色不变，随按随起
治则	健脾除湿，行水消肿	补肾温阳，化气行水	理气行滞，化湿消肿
主方	白术散	济生肾气丸	正气天香散加减
主要药物	白术、茯苓、大腹皮、生姜皮、橘皮	熟地黄、山药、山茱萸、牡丹皮、茯苓、泽泻、桂枝、附子、车前子、牛膝	香附、陈皮、乌药、甘草、干姜、紫苏

5. 重点方剂——白术散、济生肾气丸

二、子晕

定义 ★★★

　　子晕常发生于妊娠中晚期，以眩晕为主症。轻者，除血压升高外无明显自觉症状。重者，头晕目眩伴血压升高、面浮肢肿等症。

1. 特点——头晕目眩，状若眩冒

2. 临床疾病——主要指妊娠期高血压疾病等引起的眩晕

病因病机 ★★

1. 病因

（1）肾虚 $\begin{cases} \text{素体脏气虚弱（肝肾阴虚）} \\ \text{因孕重虚} \end{cases}$

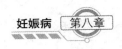

（2）脾虚 { 水湿停聚，精血传输受阻
脾虚化源不足，营血亏虚
孕后阴血养胎，精血愈虚，肝失濡养，脾虚肝旺

（3）气滞——气滞湿停，痰浊中阻，清阳不升

2. 病位——清窍，涉及肝、脾、肾三脏

3. 病机

阴虚→肝旺→风动→上扰清窍
脾虚→酿生痰浊→上扰清窍 } 子晕
气滞→痰浊中阻→清阳不升

诊断要点 ★★

1. 病史——有营养不良、贫血、双胎、羊水过多及葡萄胎病史

2. 临床症状 {
主症——头晕目眩
重症——多发生在妊娠中晚期，常伴有头痛、耳鸣、视物模糊、浮肿、胸闷、心烦呕恶等症
轻症——除血压升高外，无明显自觉症状
}

3. 检查

（1）产科检查——中晚期妊娠腹形，可伴不同程度水肿或血压升高，收缩压≥140mmHg和（或）舒张压≥90mmHg

（2）辅助检查——血常规、尿常规、肝肾功能、心电图、B超等检查，了解母体与胎儿状况。对可疑子痫前期的孕妇应测24小时尿蛋白定量。病情需要时，应酌情增加眼底检查、凝血功能、电解质及影像学检查

鉴别诊断 ★★

本病当与孕妇原发性高血压病相鉴别：后者与妊娠无关，而本病因妊娠而继发高血压病。

辨证论治★★★

1. 治疗原则

治疗以平肝潜阳为主，佐以滋阴潜降，或健脾利湿等法，慎用温阳助火之剂，以免助风火之邪。

2. 分型论治

表8-10 子晕的分型论治

证型	阴虚肝旺证	脾虚肝旺证
主症	妊娠中晚期头晕目眩	
治则	滋阴补肾，平肝潜阳	健脾化湿，平肝潜阳
主方	杞菊地黄丸加石决明、龟甲、牡蛎	半夏白术天麻汤加白蒺藜、钩藤、石决明

3. 重点方剂——杞菊地黄丸、半夏白术天麻汤

三、子痫

定义★★★

妊娠晚期或临产前及新产后，突然发生眩晕倒仆，昏不知人，两目上视，牙关紧闭，四肢抽搐，全身强直，须臾醒，醒后复发，甚至昏迷不醒者为子痫，又称子冒、妊娠痫证。

根据发病
时间不同
可分为
{
产前子痫——发生在妊娠晚期或临产前
产时子痫——发生在分娩过程中
产后子痫——发生在新产后
}

临床疾病：主要为妊娠高血压综合征中的子痫。

病因病机★

1. 病因——本病往往由子晕、子肿治疗不及时发展而来

2. 病机

肝阳上亢——肝风内动
痰火上扰——蒙蔽清窍 } 子痫

诊断要点★★★

1. **病史**
妊娠中晚期出现子肿、子晕病史
孕前有高血压史、肾病史、糖尿病史、家族高血压病史
双胎或多胎妊娠、羊水过多、葡萄胎史,以及子痫病史等

2. 临床表现——妊娠晚期,临产时或新产后,突然眩晕倒仆,昏不知人,两目上视,牙关紧闭,四肢抽搐,角弓反张,须臾醒,醒复发,甚至昏迷不醒

3. 检查——子痫发作前血压可明显升高 ≥160/110mmHg,蛋白尿≥5g/24h,或有血小板减少,血清转氨酶升高,凝血障碍等

鉴别诊断★

与妊娠合并癫痫发作相鉴别:癫痫患者既往有类似发作史,发作前一般无头痛、头晕、眼花、胸闷,亦无高血压、水肿、蛋白尿等症状与体征。

急症处理★

治疗原则——解痉、降压、镇静、合理扩容,必要时利尿,适时终止妊娠,中西医配合抢救

辨证论治★★★

1. **治疗原则**——平肝息风、安神定痉、豁痰开窍
(1) 先兆子痫——滋阴养血,平肝潜阳

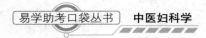

（2）子痫——清肝息风，安神定痉，需中西医结合抢救治疗

2. 分型论治

表8-11　子痫的分型论治

证型	肝风内动证	痰火上扰证
症状	头痛眩晕，突然昏仆不知人，两目上吊，牙关紧闭，四肢抽搐，腰背反张，时作时止，或良久不醒	头痛胸闷，突然昏仆不知人，两目上吊，牙关紧闭，口流涎沫，面浮肢肿，息粗痰鸣，四肢抽搐，腰背反张，时作时止
舌苔	舌红或绛，苔无或花剥	舌红苔黄腻
脉象	脉弦细而数或弦劲有力	脉弦滑而数
治法	养阴清热，平肝息风	清热开窍，豁痰息风
主方	羚角钩藤汤	半夏白术天麻汤送服安宫牛黄丸
药物组成	羚羊角、钩藤、桑叶、菊花、贝母、竹茹、生地黄、白芍、茯神、甘草	半夏、白术、天麻、陈皮、茯苓、炙甘草、蔓荆子、生姜、大枣

3. 重点方剂——羚角钩藤汤

第十节　胎水肿满

定义★★★

胎水肿满是指妊娠5~6个月后出现胎水过多，腹大异常，胸膈满闷，甚则遍身浮肿、喘息不得卧的病证，又称

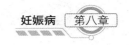

子满。

临床疾病：主要为羊水过多。

病因病机★★

1. **病因**

素体脾虚 ⎱ 脾虚益甚→土不

孕后饮食失调，血气下聚冲任养胎 ⎰ 制水→胎水肿满

素性抑郁、胎体渐大→阻碍气机、气滞湿阻→蓄积于胞中，发为胎水肿满

2. **病机**——水湿无制，水渍胞中

诊断要点★★

1. **病史**——有糖尿病史、病毒感染史，或有胎儿畸形、多胎妊娠史，以及母儿血型不合等病史

2. **临床表现**——腹大异常，胸膈胀满，腹部胀痛，甚或喘不得卧，发生紫绀，甚或下肢、外阴浮肿及静脉曲张

3. **体征**——腹部触诊有明显液体震荡感，胎位不清，胎心音遥或听不清

4. **实验室检查**——胎儿染色体检查；B超检查可测羊水平段，并可测出双胎或部分畸形

鉴别诊断★★

与子肿、双胎鉴别，注意排除胎儿畸形，并与多胎妊娠、巨大胎儿、葡萄胎鉴别

辨证论治★★★

1. **辨证依据**——根据肢体和腹皮肿胀特征进行辨证

2. **治则**——标本兼顾，治病与安胎并举

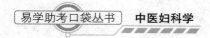

3. **治法**——利水除湿为主，佐以益气行气，消水而不伤胎

4. **分型论治**

表8-12 胎水肿满的分型论治

证型		脾气虚弱证	气滞湿阻证
主要症状	同	孕期胎水过多，腹大异常	
	异	腹部皮肤发亮，下肢及阴部水肿，甚或全身浮肿	胸膈胀满，甚则喘不得卧，肢体肿胀，按之压痕不显
治法		健脾渗湿，养血安胎	理气行滞，利水除湿
主方		当归芍药散去川芎、鲤鱼汤	茯苓导水汤去槟榔
主要药物		当归、川芎、白芍、茯苓、白术、泽泻；鲤鱼、白术、白芍、当归、茯苓、生姜	茯苓、猪苓、砂仁、木香、陈皮、泽泻、白术、木瓜、大腹皮、桑白皮、紫苏叶

第十一节　胎气上逆

定义★★★

妊娠期，胸腹胀满，甚或喘息、烦躁不安者，称为胎气上逆，又称胎上逼心、子悬。

病因病机★

1. 病因

$$
\left.
\begin{array}{l}
肝气\\犯脾
\end{array}
\right\{
\begin{array}{l}
素性抑郁或忿怒伤肝 \rightarrow 气机逆乱，肝气\\
\quad 犯脾 \rightarrow 脾失健运，湿浊内停\\
孕后血聚冲任养胎 \rightarrow 冲脉气盛，夹肝气，\\
\quad 湿浊上犯
\end{array}
$$

$$
\left.
\begin{array}{l}
肺胃\\积热
\end{array}
\right\{
\begin{array}{l}
平素阳盛，肺胃积热\\
孕后血聚冲任养胎，冲脉气盛，冲气夹热\\
\quad 上扰心胸
\end{array}
$$

右侧：胸腹胀满 → 发为子悬

2. 病机——气血失和，致胎气上逆，气机不利，壅塞胸腹

诊断要点★

1. 病史
{
既往有冠心病史，参考过去发病情况、诊疗情
　　况，有无心力衰竭史
妊娠中晚期情志不调、饮食失节史
是否有呼吸系统感染史等
}

2. 症状——多见于妊娠中、晚期，发作时胸腹胀满，甚或心悸、喘息气急、烦躁不安，劳作后症状加重

3. 实验室检查——合并呼吸道感染者血常规异常；心电图示心律失常或心肌损害；心肺听诊有重要意义

辨证论治★★★

1. 辨证依据——胸腹胀满，甚或喘息气急为主症，结合伴随症、舌脉判断标本虚实

2. 治疗原则——理气行滞为主，佐以健脾、清肺胃热

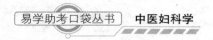

3. 分型论治

表 8-13　胎气上逆的分型论治

证型	肝气犯脾证	肺胃积热证
主要症状	妊娠期胸腹胀满，甚或喘息不安	
全身症状	心悸乏力，烦躁易怒，食少，嗳气，大便溏薄	咳痰黄稠，口渴口臭，小便短赤，大便秘结
舌苔	舌淡红苔薄腻	舌红苔黄
脉象	脉弦滑	脉滑数
治法	疏肝健脾，理气行滞	清肺胃热，降逆化痰
主方	紫苏饮	芦根汤
方药	紫苏、陈皮、大腹皮、当归、白芍、川芎、人参、甘草	芦根、竹茹、陈皮、麦冬、前胡

第十二节　妊娠小便不通

定义 ★★★

妊娠期间，小便不通，甚至小腹胀急疼痛，心烦不得卧，称妊娠小便不通，古称转胞或胞转。

1. 特点——妊娠期，小便不通，小腹胀急疼痛

2. 临床疾病——类似于西医妊娠合并尿潴留

病因病机 ★★

1. 病因——肾虚、气虚之分

(1) 肾虚 { 素体肾气不足
　　　　　　孕后肾气愈虚

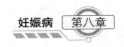

（2）气虚 { 素体虚弱，中气不足
　　　　　　妊娠后胎体渐长，中气不足益甚

2. **病位**——膀胱、肾、脾

3. **病机**——肾虚或气虚无力举胎，压迫膀胱，致膀胱不利，水道不通，溺不得出

（1）肾虚→ { 系胞无力
　　　　　　　不能化气行水 } 胎压膀胱，溺不得出

（2）气虚→无力举胎，胎重下坠

诊断要点★★

1. **病史**——了解有无多胎妊娠、糖尿病、巨大胎儿等病史

2. **临床表现**——多发生在妊娠中晚期，以小便不通、小腹胀满疼痛为主症

3. **检查**——尿液常规检查基本正常，B超检查显示有尿液潴留

鉴别诊断★★

与子淋鉴别——子淋以小便淋沥涩痛为主；转胞以小腹胀急疼痛溺不得出为主

辨证论治★★★

1. **辨证要点**——本病以小便不通为主，但其实质是肾虚或气虚

（1）肾虚——小便胀痛，腰膝酸软

（2）气虚——小便不通或点滴量少，面白神疲

2. 证型辨别

表 8-14　妊娠小便不通的证型辨别

证型	肾虚证	气虚证
尿路症状	小便不通或频数量少	
全身症状	小腹胀满而痛，坐卧不安，腰膝酸软，畏寒肢冷	小腹胀急疼痛，坐卧不安，面色㿠白，神疲倦怠，头重眩晕
舌脉	舌淡，苔薄润，脉沉细、无力	舌淡，苔薄白，脉虚缓

3. 治疗原则

急则治其标，缓则治其本，以补气升提助膀胱气化为主，不可妄投通利之品，以免影响胎元。

4. 分型论治

表 8-15　妊娠小便不通的分型论治

证型	治法	主方
肾虚证	温肾补阳，化气行水	肾气丸去牡丹皮、附子加巴戟天、菟丝子
气虚证	补中益气，导溺举胎	益气导溺汤

第十三节　妊娠小便淋痛

定义★★★

妊娠期间出现尿频、尿急、淋沥涩痛等症，称妊娠小便淋痛或妊娠小便难，俗称子淋。

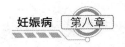

1. **特点**——妊娠期，小便频、急、痛

2. **临床疾病**——类似于西医妊娠合并尿路感染

病因病机★★

1. **病因**——总因于热

（1）**虚热（阴虚内热）**——素体阴虚，孕后精血下聚养

胎→虚火内生

（2）**实热** 心火偏亢 素体阳盛，孕后阴血养胎→阴不上

承，心火偏旺

孕后过食辛辣助火之品，或感受热

邪→热蕴于内，引动心火

湿热下注——摄生不慎，感受湿热之邪→湿热

蕴结，下注膀胱

2. **病位**——主要在膀胱，与心、肾有关

3. **病机**——膀胱郁热，气化失司

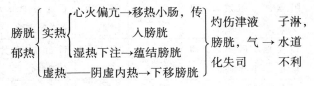

膀胱 实热 心火偏亢→移热小肠，传 灼伤津液 子淋，

郁热 入膀胱 膀胱，气 → 水道

湿热下注→蕴结膀胱 化失司 不利

虚热——阴虚内热→下移膀胱

诊断要点★★

1. **病史**——孕前有尿频、尿急、尿痛史或有不洁性生

活史

2. **症状** 主症——尿频、尿急、尿痛

兼症——小腹坠胀、腰部酸痛

3. **实验室检查**——尿常规可见红细胞、白细胞或少量

蛋白

鉴别诊断★★

1. **转胞**——孕期以小腹拘急、尿液潴留为特征，无灼热疼痛，尿常规基本正常，B 超显示有尿液潴留

2. **妊娠遗尿**——孕期小便不能控制而自遗，无灼热、痛感，尿常规正常

辨证论治★★★

1. **辨证要点**——本病以热证为要，但有虚实之别

（1）虚热——小便淋沥不爽，量少色淡黄

（2）实热——小便艰涩刺痛，尿短赤

2. **证型辨别**

表 8-16　妊娠小便淋痛的证型鉴别

证型	尿路症状		全身症状	舌脉
	尿频、急、痛	尿液性状		
阴虚津亏证	尿频数，淋沥涩痛	量少色黄	阴虚津伤证	舌红苔少或无苔，脉细数
心火偏亢证	尿频数，艰涩刺痛	尿短赤	心火偏旺证	舌红苔薄黄，脉滑数
湿热下注证	尿频数，艰涩不利，灼热刺痛	尿色黄赤	湿热蕴结证（困脾，伤及任带）	舌红苔黄腻，脉滑濡数

3. **治疗原则**——热则清之，以清润为主，但应治病与安胎并举，不宜过于苦寒通利，以免重耗阴液，损伤胎元

4. 分型论治

表8-17 妊娠小便淋痛的分型论治

证型	治法	主方	药物组成
阴虚津亏证	滋阴清热,润燥通淋	知柏地黄丸	知母、黄柏、生地黄、山黄肉、山药、泽泻、茯苓、牡丹皮
心火偏亢证	清心泻火,润燥通淋	导赤散加麦冬、玄参	生地、甘草梢、木通、淡竹叶、麦冬、玄参
湿热下注证	清热利湿,润燥通淋	加味五淋散	黑栀子、赤茯苓、当归、黄芩、白芍、生地黄、甘草梢、木通、泽泻、车前子、滑石

第十四节　妊娠咳嗽

定义 ★★★

妊娠咳嗽指妊娠期间,咳嗽不已,亦称子嗽、子咳。

病因病机 ★★

1. 病因

(1) 阴虚肺燥 { 素体阴虚,肺阴不足 / 孕后血聚养胎,阴血愈亏 } 阴虚火旺

(2) 脾虚痰饮 { 素体脾胃虚弱,痰湿内生 / 孕后饮食失宜伤脾,脾失健运,水湿内停,聚湿生痰

(3) 痰火犯肺 { 素有痰湿,郁久生热化火 / 孕后阴血下聚养胎,阳气偏亢

2. **病位**——在肺，关系到脾，总与肺、脾有关

3. **病机**——肺失宣降

$$
火热\begin{cases}阴虚火旺\\痰火犯肺\end{cases}肺失清肃而上逆→发病
$$

脾虚痰饮→上犯于肺而发病

鉴别诊断★★

与抱儿痨相鉴别：抱儿痨孕前多有痨瘵病史，未治愈即孕或孕后复发，除久咳不愈外，还伴有痨咳的症状与体征。

辨证论治★★★

1. **治疗原则**——治病与安胎并举，以清热润肺，化痰止咳为主，重在治肺，兼顾治脾

2. **分型论治**

表8-18 子嗽的分型论治

证型	阴虚肺燥证	脾虚痰饮证	痰火犯肺证
主要症状	妊娠期间，咳嗽不已，干咳无痰或少痰或带血	妊娠期间，咳嗽痰多，胸闷气促，甚至喘不得卧	妊娠期间，咳嗽不已，咳痰不爽，痰液黄稠
治法	养阴润肺，止咳安胎	健脾除湿，化痰止咳	清热降火，化痰止咳
主方	百合固金汤	六君子汤	清金化痰汤

3. **重点方剂**——百合固金汤、六君子汤

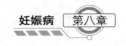

第十五节 难 产

定义★★★

妊娠足月临产时,胎儿不能顺利娩出,称难产,古书有产难之称。

临床疾病:本节主要讨论产力异常与精神心理因素导致的难产(西医的难产主要包括产力异常、产道异常、胎儿及胎位异常)。

病因病机★

1. 病因

(1)气血虚弱
$$\begin{cases} 素体虚弱,正气不足 \\ 产时用力过早,耗气伤力 \\ 临产胞衣早破,浆干液涸 \end{cases}$$

(2)气滞血瘀
$$\begin{cases} 临产过度紧张,心怀忧惧 \\ 产前过度安逸\begin{cases} 气不运行 \\ 血不畅行 \end{cases} \\ 感受寒邪,寒凝血滞 \end{cases}$$

2. 病位——主要在胞宫、胞脉

3. 病机——主要是气血失调

(1)气血虚弱→无力促胎外出(宫缩无力)

(2)气滞血瘀→碍胎外出(子宫收缩过强,产程过长)

诊断要点★

1. 临床表现 { 虚者子宫收缩协调无力，临产后宫缩持续时间短，力量弱，间歇时间较长，感神疲乏力

实者子宫收缩不协调（强直），持续腹痛，产妇烦躁不安，精神紧张

2. **产科检查**

子宫收缩虽协调，宫缩力弱，持续时间短，间歇期长且不规律，当宫缩高峰时，宫体隆起不明显，用手指按压宫底部肌壁仍可出现凹陷，子宫颈不能如期扩张，胎先露部下降缓慢，使产程延长甚至停滞，应结合 B 超鉴别。

鉴别诊断★

主要通过 B 超及骨盆测量与产道异常、胎位异常及胎儿异常引起的难产相鉴别。

本病与假临产相鉴别。假临产的特点是孕妇仅有轻微腰酸或下腹坠痛，子宫收缩不规则，间歇时间长且不规律，持续时间短于 30 秒，常在夜间出现，清晨逐渐减弱或消失，宫颈不扩张，给予强镇静剂哌替啶肌肉注射，宫缩停止。

辨证论治 ★★★

1. **辨证要点——主要辨虚实**

（1）虚证——腹部阵痛微弱，坠胀不甚，宫缩时间短而弱，间歇时间长，伴有腰膝酸软、头晕耳鸣、神疲乏力、心悸气短

（2）实证——阵痛剧烈，腹痛不已，子宫收缩不协调

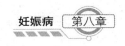

（或强直），伴有精神紧张、烦躁不安等

2. 证型辨别

表8-19　难产的证型辨别

证型	气血虚弱证	气滞血瘀证
产科特征	临产阵痛轻微，宫缩时间短而弱，间歇，产程进展慢，或下血量多，色淡或胎膜早破	产时腰腹疼痛剧烈，间歇不均，宫缩虽强，但无规律，久产不下，下血量少，色暗红
舌脉	舌淡苔薄，脉虚大或细弱	舌暗红苔薄白，脉弦涩

3. 分型论治

表8-20　难产的分型论治

证型	气血虚弱	气滞血瘀
治法	补气养血，润胎催产	行气化瘀，滑胎催产
主方	佛手散加人参、龟甲	催生顺气饮
药物组成	当归、川芎、人参、龟甲	当归、川芎、肉桂、木香、乌药、陈皮、枳壳、冬葵子、红花、车前子、生芝麻

难点提示

恶阻

（1）恶阻的鉴别诊断：应辨清葡萄胎或其他妊娠并发症，以利对症治疗。

（2）本病往往与情志因素有关，故该病患者均应调畅情志，免受刺激；另宜食清淡易消化之品，避开恶心时间进食，少食多餐。

异位妊娠

（1）正确、及时地处理异位妊娠：子宫角妊娠破裂出血来势较急，应及时诊断、迅速手术治疗。

（2）严格正确地掌握药物保守治疗的指征。

胎死不下

胎死不下的危重症——若胎死稽留宫内时间超过 3 周仍不能自行排出者，易发生宫内感染和弥散性血管内凝血（DIC），甚至危及产妇生命。

子痫

子痫的急症处理及预防调摄。

难产

（1）本篇的难产主要指产力异常，应与产道异常、胎位、胎儿异常相鉴别，应及时做出正确诊断及处理。若经上述处理产程仍较缓慢，视其病情，必要时需手术助产。

（2）用药注意补虚不宜过于滋腻，以防滞产；化瘀不可过用破血耗气药，以防伤正。

第九章 ▶ 产后病

★★★掌握产后常见病的定义、诊断方法、治疗原则

★★★掌握产后血晕、痉病、发热、腹痛、产后小便不
通、小便淋痛、产后身痛、恶露不绝、产后汗证、
缺乳、乳汁自出、产后抑郁的定义、辨证论治

★★★掌握产后血晕的中西医应急处理

★★★掌握恶露不绝、汗证、乳汁自出的诊断与鉴别
诊断

★★熟悉产后血晕、痉病、发热、产后小便不通、淋痛、
产后腹痛、身痛、恶露不绝、产后汗证、缺乳、产
后抑郁、产后血劳、产后乳汁自出的病因病机

★★熟悉产后恶露不绝、汗证的转复

★★熟悉产后血劳的定义及辨证论治

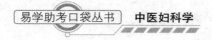 重点提示

定义★★★

1. **产后病**——产妇产褥期内发生与分娩或产褥有关的疾病，称为产后病

2. **产褥期**——孕妇分娩后，母体恢复至孕前状态的一段时期，称产后，亦称产褥期。从胎盘娩出至产妇全身各器官（除乳腺外）恢复至孕前状态的一段时期

发病机理★★

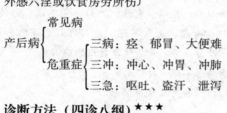

亡血伤津
元气受损
瘀血内阻
外感六淫或饮食房劳所伤 } →多瘀多虚→产后病

产后病 { 常见病
危重症 { 三病：痉、郁冒、大便难
三冲：冲心、冲胃、冲肺
三急：呕吐、盗汗、泄泻

诊断方法（四诊八纲）★★★

重视产后三审 { 先审小腹痛与不痛→有无恶露停滞
次审大便通与不通→验津液的盛衰
再审乳汁行与不行和饮食多少→察胃气的强弱

治疗原则★★★

1. **总则**——勿拘于产后，亦勿忘于产后

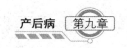

2. **具体治法**
- 补虚化瘀——补益气血，尤以补血为主，佐以化瘀
- 益气固表——补肺健脾为主，佐以调和营卫
- 清热解毒——清泄邪毒，佐以凉血化瘀
- 调理肾肝脾——恢复肾、肝、脾各自功能，佐以调和气血

第一节　产后血晕

定义★★★

产妇分娩后突然头晕眼花，不能起坐，或心胸满闷，恶心呕吐，痰涌气急，心烦不安，甚则神昏口噤，不省人事，称为产后血晕。

病因病机★★

（1）素体气血虚弱、产时失血过多——阴血暴亡，心神失守→血虚气脱——产后血晕

（2）产时/产后感受风寒——寒邪乘虚侵入胞中，血为寒凝

（3）情志不遂——气滞血瘀

（4）产后元气亏虚——运血无力，滞而成瘀

（2）（3）（4）→瘀血上攻，扰乱心神→瘀阻气闭——产后血晕

急症处理★★★

产后血晕休克时，应首先抗休克治疗。

（1）置头低脚高的仰卧体位，予以保温。

（2）针刺眉心及水沟、涌泉等穴，予以强刺激。

（3）静滴丽参注射液、参麦注射液、参附注射液等，补充血容量。

（4）结合西医对症急救。

辨证论治★★★

1. 辨证要点

（1）虚（脱）证——产时、产后大出血，面色苍白，冷汗淋漓，心悸愤闷，甚则昏厥，目闭口开，手撒肢冷

（2）实（闭）证——恶露量少或不下，面色紫暗，心腹胀痛，神昏口噤，两手握拳

2. 分型论治

表9-1　产后血晕的分型论治

证型	血虚气脱证	瘀阻气闭证
症状	失血过多，突然晕眩，面色苍白，心悸愤闷，甚则昏不知人，眼闭口开，手撒肢冷，冷汗淋漓	恶露不下或量少，少腹阵痛拒按，突然头晕眼花，甚则心下急满，气粗喘促，神昏口噤，不省人事
舌脉	舌淡无苔，脉微欲绝或浮大而虚	舌紫暗，脉涩
治法	益气固脱	行血逐瘀
方剂	参附汤	夺命散加当归、川芎

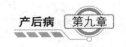

第二节 产后痉病

定义★★★

产褥期内，突然发生四肢抽搐，项背强直，甚则口噤不开，角弓反张者，称为产后痉病。

病因病机★★

素体阴虚 ┐营阴亏损→阴血亏虚→亡血伤津，
产后失血伤津┘ 筋脉失养，阴虚风动 ┐
接生不洁 ┐邪毒入侵→感染邪毒→直窜 ├发痉
产创出血护理不洁┘ 经络 ┘

辨证论治★★★

表9-2 产后痉病的分型论治

证型	阴血亏虚证	感染邪毒证
症状	失血过多，骤然发痉，头项强直，四肢抽搐	产后头项强痛，发热恶寒，面呈苦笑，角弓反张
舌脉	舌淡红少苔或无苔，脉虚细无力	舌淡红苔薄白，脉弦大而浮
治法	滋阴养血，柔肝息风	解毒镇痉，理血祛风
方剂	三甲复脉汤加天麻、钩藤、石菖蒲	玉真散加僵蚕、蜈蚣

第三节 产后发热

定义★★★

产褥期内，出现发热持续不退或低热持续，或突然高热寒战，并伴有其他症状者，称为产后发热。

病因病机★★

产后血室正开
接生不慎
护理不洁、不禁房事
}邪毒乘虚入侵——感染邪毒→正虚邪侵
正邪交争——邪毒炽盛，与血相搏
传变迅速→热入营血→逆传心包

产后气血骤虚
外邪乘虚而入
}→外感→营卫不和

产后情志不遂
寒邪所客
}恶露不畅——血瘀→气滞血瘀，营卫不通，郁而发热

素体血虚
产时、产后失血过多
}——血虚{虚阳外浮
血虚伤阴、相火偏旺}发热

辨证论治★★★

表9-3 产后发热的分型论治

证型	症状	舌脉	治法	方剂
感染邪毒证	产后高热寒战，热势不退，腹痛拒按，恶露臭，秽色如败酱，便秘溲黄	舌红苔黄而干，脉数有力	清热解毒，凉血化瘀	解毒活血汤加金银花、黄芩

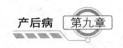

续表

证型		症状	舌脉	治法	方剂
外感证	外感风寒证	恶寒发热，鼻流清涕，头痛，肢体酸痛，无汗	舌淡苔薄白，脉浮紧	养血祛风，散寒解表	荆穗四物汤加苏叶
	外感风热证	产后发热，微汗或汗出恶风，头痛，咳嗽或有黄痰，咽痛口干，口渴，恶露正常，无下腹痛	舌红苔薄，黄脉浮数	辛凉解表，疏风清热	银翘散
血瘀证		乍热乍寒，恶露不下或少，色紫暗，腹痛拒按	舌质紫暗或有瘀点，脉弦涩有力	活血化瘀，和营退热	生化汤加牡丹皮、丹参、益母草
血虚证		身有微热，头晕眼花，心悸少寐	舌淡红苔薄白，脉细数	养血益气，和营退热	八珍汤加枸杞子、黄芪

感染邪毒型发热，是产科急危重症，变化迅速，邪毒向内传变与血相搏，热毒内传，可入营血，甚则逆传心包，危及生命，应迅速救治。★★★

急救措施：

（1）支持疗法：输液、输血。

（2）热入营血：治宜解毒清营，用清营汤。

（3）热入心包：清营汤送服安宫牛黄丸或紫雪丹。

（4）热深厥脱：独参汤、生脉散、参附汤；配合西药，予足量抗生素或皮质激素。

第四节　产后腹痛

定义★★★

产妇在产褥期内，发生与分娩或产褥有关的小腹疼痛，称为产后腹痛。其中因瘀血引起者，称儿枕痛。

病因病机★★

1. **气血亏虚** { 素体气血不足 因产重虚 } 冲任血虚，胞脉失养
   血少气弱，运行无力，血行迟滞

2. **瘀滞子宫**——情志不畅，肝气郁结，气滞血瘀→瘀血
   内停，阻滞冲任、子宫→不通则痛

3. **寒凝血瘀** { 素体阳虚，阴寒内生 因产重虚 产后起居不慎，感受寒邪 } 血为寒凝，胞脉受阻→不通则痛

辨证论治★★★

表9-4　产后腹痛的分型论治

证型	气血两虚证	瘀滞子宫证	寒凝血瘀证
腹痛	产后小腹隐隐作痛，数日不止，喜揉喜按	产后小腹疼痛、拒按，得热痛缓	产后小腹冷痛，得热痛减，不喜揉按
恶露	量少，色淡红，质稀无块	量少，涩滞不畅，色紫暗有块，块下痛减	恶露量少，色紫暗有块

续表

证型	气血两虚证	瘀滞子宫证	寒凝血瘀证
全身症状	面色苍白,头晕眼花,心悸怔忡,大便干结	面色青白,四肢不温,或胸胁胀痛	面色青白,四肢不温
舌脉	舌淡苔薄白,脉细弱	舌质紫暗,脉沉紧或弦涩	舌质紫暗,苔白,脉沉紧
治法	补血益气,缓急止痛	活血化瘀,温经止痛	温经散寒,化瘀止痛
方剂	肠宁汤	生化汤加乌药、延胡索、川楝子	少腹逐瘀汤

第五节　产后恶露不绝

定义 ★★★

产后血性恶露持续 10 天以上仍淋沥不尽者,称产后恶露不绝。

病因病机 ★★

素体气虚、分娩失血耗气、产后操劳过早,劳倦伤脾 → 气虚 → 冲任不固,血失统摄

血为寒凝、气滞血瘀 → 血瘀 → 瘀血内阻,血不归经

素体阴虚,产时伤血,阴虚内热或感受热邪或肝郁化热 → 血热 → 热扰冲任,迫血妄行

} 冲任失固,气血运行失常 → 恶露不绝

辨证论治★★★

1. 辨证要点——根据恶露的量、色、质、气味辨寒热、虚实

2. 分型论治

表9-5 产后恶露不绝的分型论治

证型	气虚证	血热证	血瘀证
恶露	恶露过期不止、量多、色淡红、质稀、无臭气	恶露过期不止、量较多、色鲜红、质黏稠、有臭味	恶露过期不止、量时多时少、色暗有块
全身症状	面色㿠白，精神倦怠，四肢无力，小腹空坠	面色潮红，口燥咽干	小腹疼痛拒按，块下痛减
舌脉	舌淡苔薄白，脉缓弱	舌红苔少，脉细数无力	舌紫暗或边有瘀点苔薄，脉弦涩
治法	补气摄血固冲	养阴清热凉血止血	活血化瘀理血归经
方剂	补中益气汤加艾叶、阿胶、海螵蛸	保阴煎加煅牡蛎、地榆	生化汤加益母草、炒蒲黄、三七、茜草

第六节 产后身痛

定义★★★

产妇在产褥期内出现肢体或关节酸楚、疼痛、麻木、重着者，称为产后身痛。

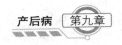

病因病机★★

血虚——素体血虚、产时产后失血未
　　　复、阴血不足
外感——产后百脉空虚、风寒湿邪入
　　　侵/产后余血未净或难产手术
血瘀——⎰产伤血瘀
　　　 ⎱产后恶露少，余血未净
肾虚——素体肾虚、产时耗伤肾气

营血亏虚，
经脉失养，
风寒湿邪
稽留关节、
经络

产后身痛

辨证论治★★★

表9-6　产后身痛的分型论治

证型	症状	舌脉	治法	方剂
血虚证	遍身关节酸痛，麻木，头晕，心悸	舌淡苔薄白，脉细无力	补血益气，通络止痛	黄芪桂枝五物汤加秦艽、当归、丹参、鸡血藤等
血瘀证	产后身痛，或关节刺痛，屈伸不利，按之痛甚	舌紫暗苔薄白，脉弦涩	养血活络，行瘀止痛	身痛逐瘀汤加毛冬青、忍冬藤、益母草、木瓜
外感证	产后身痛，项背不舒，关节不利，或痛处游走不定，或冷痛剧烈，恶风畏寒，或关节肿胀、重着，或肢体麻木	舌淡苔薄白腻，脉浮紧	养血祛风，散寒除湿	独活寄生汤
肾虚证	腰膝、足跟疼痛，难于俯仰，头晕耳鸣，夜尿多	舌淡暗苔薄，脉细弦	补肾填精，强腰壮骨	养荣壮肾汤加熟地黄、秦艽、山茱萸

第七节 产后自汗、盗汗

定义★★★

产后汗证 { 产后自汗：产妇于产后出现涔涔汗出，持续不止
产后盗汗：寐中汗出湿衣，醒来即止 }

病因病机★★

气虚，阳气不固
阴虚内热，迫汗汗出 } →产后自汗、盗汗

辨证论治★★★

1. **辨证要点**——产后汗出过多，持续时间长

（1）自汗——白昼汗多，动则尤甚

（2）盗汗——寐中汗出，醒后即止

2. **分型论治**

表9-7　产后汗证的分型论治

证型	气虚证	阴虚证
症状	产后汗出过多，不能自止，动则加剧，恶风身冷，气短乏力，面色㿠白	产后睡中汗出，醒后即止，面色潮红，头晕耳鸣，口燥咽干不欲饮，五心烦热，腰膝酸软
舌脉	舌淡苔薄白，脉细弱	舌质红苔少，脉细数
治法	益气固表，和营止汗	益气养阴，生津敛汗
方剂	黄芪汤	生脉散加煅牡蛎、浮小麦、山茱萸、糯稻根

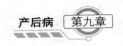

第八节 产后大便难

定义★★★

产后饮食如常，大便数日不解，或艰涩难以排出者，称为产后大便难，又称产后大便不通。

临床疾病：类似于西医学产后便秘。

病因病机★★

1. 病因

血虚津亏
{
素体阴血亏虚，因产时、产后失血过多 →肠失濡润，无力行舟
产后多汗，津液亏耗 →大便难，甚至不通
阴虚内热，火灼津液
}

脾肺气虚——素体气虚，因产失血耗气，肺脾之气益虚
→
脾气虚则升降无力 大便传
肺气虚则肃降失司→送无力→大便难

阳明腑实——正气耗伤，复伤饮食，食热内结，糟粕壅滞→肠道阻滞，阳明腑实→大便艰涩

2. 病机——血虚津亏，肠燥失润，或脾肺气虚，传导无力，或阳明腑实，肠道阻滞

诊断要点★★

1. **病史**——滞产或难产，产时、产后失血过多，或汗出过多，或素体气虚、血虚、大便困难

2. **症状**——新产后或产褥期，饮食如常，大便数日不解，或艰涩难下，或大便不坚，努责难出

3. **体征**——腹软无压痛，可触及肠型；妇检无异常

鉴别诊断★

1. 痔疮——无痛性、间歇性便血，直肠坠痛，肿物脱出肛门分泌物，肛门瘙痒

2. 肠梗阻——腹痛、呕吐、腹胀，排气与排便停止；检查示腹部膨胀，听诊部肠鸣音亢进，呈高调金属音，亦可减弱或消失，见肠型及蠕动波

辨证论治★★★

1. 辨证依据——重在辨在气、在血

大便干燥，艰涩难下，多属阴血亏虚；大便不坚，努责难解，多属气虚；脘腹胀满，大便燥结不下，属阳明腑实。

2. 治疗原则——血虚者，以养以润；气虚者，以补以行；腑实者，通补兼施。不宜妄行苦寒逼下，徒伤中气

3. 分型论治

表9-8 产后大便难的分型论治

证型	主要症状	全身症状	治法	主方	药物组成
血虚津亏证	产后大便干燥，数日不解，或解时艰涩难下，腹无胀痛	心悸少寐，肌肤不润，面色萎黄，舌淡苔薄白，脉细弱	滋阴养血，润肠通便	四物汤加肉苁蓉、柏子仁、火麻仁	当归、熟地黄、白芍、川芎、肉苁蓉、柏子仁、火麻仁
脾肺气虚证	产后大便数日不解，或努责难出	神倦乏力，气短汗出，舌淡苔薄白，脉缓弱	补脾益肺，润肠通便	润燥汤	人参、甘草、枳壳、槟榔、当归、生地黄、火麻仁、桃仁

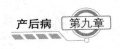

续表

证型	主要症状	全身症状	治法	主方	药物组成
阳明腑实证	产后大便艰结，多日不解	身微热，脘腹胀满疼痛，或时有矢气臭秽，口臭或口舌生疮，舌红苔黄或黄燥，脉弦数	通腑泄热，养血通便	玉烛散	熟地黄、当归、白芍、川芎、大黄、芒硝、甘草

第九节　产后小便异常

一、产后小便不通

定义 ★★★

新产后产妇发生排尿困难，小便点滴而下，甚则闭塞不通，小腹胀急疼痛者，称为产后小便不通。

病因病机 ★★

素体虚弱、肺脾气虚
产时耗伤气血　　　　→气虚──上虚不制下、
产后忧思劳累过度　　　　　　　无力通调水道
　　　　　　　　　　　　　　　　　↓
先天禀赋不足 肾阳不足，
产时耗伤肾气 膀胱失煦 　　　→肾虚→膀胱气化
素体肾阴不足 肾阴虚津枯、　　不利→小便不通
产时耗血伤津 虚热移于膀胱

素性抑郁
产后情志不遂，肝失疏泄 $\left\{\begin{array}{l}\text{气机阻滞}\to\text{膀胱气}\\ \text{化不利}\to\text{小便不通}\end{array}\right.$

血瘀 $\left\{\begin{array}{l}\text{滞产逼脐，膀胱受压}\\ \text{产后恶露不绝，败血} \to \text{膀胱气化不利}\to\text{小便不通}\\ \text{停滞}\end{array}\right.$

辨证论治★★★

表9-9 产后小便不通的分型论治

证型	气虚证	肾虚证	气滞证	血瘀证
症状	产后小便不通，小便胀急疼痛，精神萎靡，气短懒言，倦怠乏力，面色少华	产后小便不通，小便胀急疼痛，坐卧不宁，腰膝酸软，面色晦暗	产后小便不通，小腹胀痛，情志抑郁，或胸胁、乳房胀痛，烦闷不安	产程不顺，产时损伤膀胱，产后小便不通或点滴而下，尿色略浑浊带血丝，小腹胀满疼痛，乍寒乍热
舌脉	舌淡苔薄白，脉缓弱	舌淡苔白，脉沉细无力，尺脉弱	舌淡红苔薄白，脉弦	舌暗苔薄白，脉沉涩
治法	益气生津，宣肺行水	补肾温阳，化气行水	疏肝理气，行水利尿	养血活血，祛瘀利尿
方剂	补气通脬饮	济生肾气丸	木通散	加味四物汤

二、产后小便淋痛

定义★★★

产后出现尿频、尿急、淋沥涩痛等症状称产后小便淋痛。

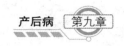

病因病机★★

摄生不慎、导尿不洁
产时不顺，阴部创伤
过食辛辣肥甘厚腻   } 湿热之邪乘虚入侵→湿热蕴结
产后血室正开

素体虚弱   } 肾阴亏虚——阴虚火旺——膀胱气化失司，
产时失血伤阴   水道不利→产后小便淋痛

素体肝旺、郁而化火
产后失血伤阴、肝失所养   } 气火郁于下
产后情志所伤，肝失条达   焦移热膀胱   } →肝经郁热

辨证论治★★★

表9-10 产后小便淋痛的分型论治

	湿热蕴结证	肾阴亏虚证	肝经郁热证
局部症状	产后突感小便频急，淋沥不畅，尿黄赤或浑浊	产后小便频数淋沥，尿道灼热疼痛，尿少色深黄	产后小便艰涩而痛，余沥不尽，尿色红赤
全身症状	口渴不欲饮，心烦	五心烦热，腰膝酸软，头晕耳鸣	情志抑郁或心烦易怒，小腹胀满，口苦咽干，大便干结
舌脉	舌红苔黄腻，脉滑数	舌红苔少，脉细数	舌红苔黄，脉弦数
治法	清热利湿通淋	滋肾养阴通淋	疏肝清热通淋
方剂	加味五淋散加益母草	知柏地黄丸加猪苓、川牛膝	沉香散

第十节　产后乳汁异常

一、缺乳

定义★★★

产后哺乳期内，产妇乳汁甚少或无乳可下者，称"缺乳"。

病因病机★★

气血虚弱→乳汁生化不足⎫
　　　　　　　　　　　　⎬→缺乳
肝郁气滞→乳络不畅　　⎭

辨证论治★★★

1. 辨证要点——据乳汁清稀或稠，乳房有无胀痛以辨虚实

2. 分型论治

表 9-11　缺乳的分型论治

证型	气血虚弱证	肝郁气滞证
乳汁情况	乳汁少或无，质清稀，乳房柔软无胀感	乳汁少或无，质浓稠，乳房胀硬疼痛
全身症状	面色少华，倦怠乏力	胸胁胀满，情志抑郁，食欲不振
舌脉	舌淡苔薄白，脉细弱	舌苔薄黄，脉弦或弦数
治法	补气养血，佐以通乳	疏肝解郁，通络下乳
方剂	通乳丹	下乳涌泉散

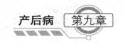

二、乳汁自出

定义★★★

产妇在哺乳期中，乳汁不经婴儿吸吮而自然溢出者，称为乳汁自出，亦称漏乳。

病因病机★★

虚——气虚失摄——胃气不固，摄纳失常　　　┐
实——肝经郁热——肝郁化热，迫乳外出　　　┘→乳汁自出

辨证论治★★★

表9-12　乳汁自出的分型论治

证型	气虚失摄证	肝经郁热证
症状	乳汁自出，量少质清稀，乳房柔软无胀感	乳汁自出，量多质稠，乳房胀痛
舌脉	舌淡苔薄白，脉细弱	舌质红苔薄黄，脉弦数
治法	补气益血，佐以固摄	疏肝解郁，清热敛乳
方剂	补中益气汤加芡实、五味子	丹栀逍遥散去生姜，加生地、夏枯草、生牡蛎

第十一节　产后情志异常

定义★★★

产妇在产褥期出现精神抑郁，沉默寡言，情绪低落，或心烦不安，失眠多梦，或神志错乱，狂言妄语等症者，称为产后情志异常。本病通常在产后2周出现症状。

病因病机★★

$$
\left.\begin{array}{l}\text{心血不足}\\\text{肝气郁结}\\\text{血瘀}\end{array}\right\}\text{心肝受损}\rightarrow\text{产后情志异常}
$$

辨证论治★★★

表9-13　产后情志异常的分型论治

证型	心血不足证	肝气郁结证	血瘀证
症状	产后精神抑郁，沉默寡言，情绪低落等，伴心脾两虚的全身症状	产后心情抑郁，心神不安，夜不能寐，或噩梦纷纭，伴肝气郁结的全身症状	产后抑郁寡欢，默默不语，失眠多梦，神思恍惚，伴瘀血内阻的全身症状
舌脉	舌淡苔薄白，脉细弱	舌淡红苔薄，脉弦或弦细	舌紫暗有瘀斑苔白，脉弦或涩
治法	养血滋阴，补心安神	疏肝解郁，镇静安神	活血化瘀，镇静安神
方剂	天王补心丹	逍遥散加夜交藤、合欢皮、磁石、柏子仁	癫狂梦醒汤加龙骨、牡蛎、酸枣仁

第十章 ▶ 妇科杂病

★★★掌握子宫脱垂的分度
★★★掌握盆腔炎的诊断、鉴别诊断
★★★掌握癥瘕、盆腔炎、不孕症、阴痒、阴疮、子宫脱垂的定义、辨证论治
★★熟悉脏躁的主要病机和治疗
★★熟悉不孕症的西医病因及诊断步骤
★★熟悉癥瘕、盆腔炎、不孕症、阴痒、阴疮、子宫脱垂、脏躁的病因病机
★了解子宫脱垂的预防措施
★了解盆腔炎的应急处理

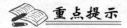 重点提示

第一节 不孕症

定义★★★

女子未避孕，性生活正常，与配偶同居 1 年而未孕者，称为不孕症；从未妊娠者为原发性不孕，曾经有过妊娠继而未避孕 1 年以上未孕者为继发性不孕。

病因病机★★

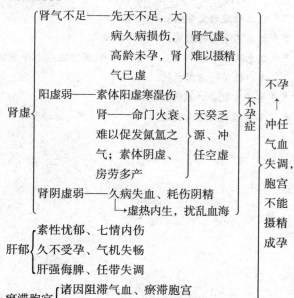

肾虚
- 肾气不足——先天不足，大病久病损伤，高龄未孕，肾气已虚 ｝ 肾气虚、难以摄精
- 阳虚弱——素体阳虚寒湿伤肾——命门火衰，难以促发氤氲之气；素体阴虚、房劳多产 ｝ 天癸乏源、冲任空虚
- 肾阴虚弱——久病失血、耗伤阴精 →虚热内生，扰乱血海

肝郁
- 素性忧郁、七情内伤
- 久不受孕、气机失畅
- 肝强侮脾、任带失调

瘀滞胞宫
- 诸因阻滞气血、瘀滞胞宫
- 经期、产后余血未净、瘀血停滞

｝ 不孕症 → 不孕 ↑ 冲任气血失调，胞宫不能摄精成孕

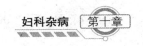

```
     ┌素体阳虚→肾阳不足→不能化气行水   水湿内停
痰湿 │                              ↓
内阻 │饮食劳倦→伤脾→脾虚不运       酿生痰湿
     │                              ↓
     └情志过极→肝旺克脾             阻于胞宫
```

西医病因★★

1. 排卵功能障碍——无排卵或黄体功能不全

2. 输卵管因素——输卵管梗阻

3. 子宫因素——畸形、肌瘤、炎症、TB 等

4. 其他因素——阴道、免疫、心因性、性生活及染色体异常等

西医诊断检查步骤★★

```
询问病史→体格检查→妇科检查→特殊检查┌卵巢功能检查
                                    │输卵管通畅试验
                                    │免疫因素检查
                                    │宫腔镜检查
                                    │腹腔镜检查
                                    └脑垂体病变检查
```

辨证论治★★★

1. 辨证要点——审脏腑、冲任、胞宫之病位，辨气血、寒热、虚实之变化

2. 证型辨别

（1）共同点——均为婚久不孕

（2）区别

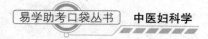

表 10-1　不孕症的证型辨别

证型		月经	全身症状	舌脉
肾虚证	肾气虚证	月经不调或停闭，经量或多或少，色淡暗	腰膝酸软，头晕耳鸣，精神疲倦，小便清长	舌淡苔薄，脉沉细，两尺尤甚
	肾阳虚证	初潮延迟，月经后期、量少、色淡质稀，甚至停闭，带下量多，清稀如水	腰膝酸冷，性欲淡漠，面色晦暗，大便溏薄，小便清长	舌淡苔白，脉沉迟
	肾阴虚证	月经先期、量少、色红质稠，甚或闭经，或带下量少，阴中干涩	腰膝酸软，头晕耳鸣，形体消瘦，五心烦热，失眠多梦	舌淡或舌红少苔，脉细或细数
肝气郁结证		月经周期先后不定，量或多或少，色暗，有血块，经行腹痛，或经前胸胁、乳房胀痛	情志抑郁，或烦躁易怒	舌淡红苔薄白，脉弦
痰湿内阻证		月经后期，甚或闭经，带下量多，色白质黏	形体肥胖，胸闷呕恶，心悸头晕	舌淡胖苔白腻，脉滑
瘀滞胞宫证		月经后期，量或多或少，色紫黑，有血块，可伴痛经	平素小腹或少腹疼痛，或肛门坠胀不适	舌质紫暗边有瘀点苔薄白，脉弦涩

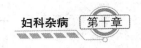

3. 分型论治

表 10-2　不孕症的分型论治

证型		治法	主方
肾虚证	肾气虚证	补肾益气，温养冲任	毓麟珠、温胞饮、养精种玉汤
	肾阳虚证	温肾助阳，调补冲任	
	肾阴虚证	滋肾养血，调补冲任	
肝气郁结证		疏肝解郁，理血调经	开郁种玉汤
痰湿内阻证		燥湿化痰，理气调经	苍附导痰丸
瘀滞胞宫证		活血化瘀，止痛调经	少腹逐瘀汤

第二节　癥　瘕

定义★★★

妇女小腹内的结块，伴有或胀，或痛，或满，并常致月经或带下异常，甚至影响生育的疾病。

区别
癥——坚硬成块，固定不移，痛有定处，病属血分
瘕——积块不坚，推之可移，痛无定处，病属气分

病因病机★★

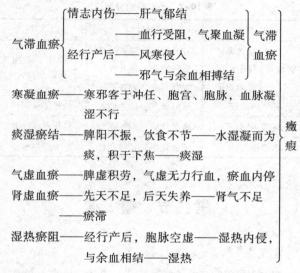

气滞血瘀
情志内伤——肝气郁结
——血行受阻，气聚血凝
经行产后——风寒侵入
——邪气与余血相搏结
气滞血瘀

寒凝血瘀——寒邪客于冲任、胞宫、胞脉，血脉凝
涩不行

痰湿瘀结——脾阳不振，饮食不节——水湿凝而为
痰，积于下焦——痰湿

气虚血瘀——脾虚积劳，气虚无力行血，瘀血内停

肾虚血瘀——先天不足，后天失养——肾气不足
——瘀滞

湿热瘀阻——经行产后，胞脉空虚——湿热内侵，
与余血相结——湿热

癥瘕

诊断★★

1. **病史**——有情志抑郁，经期产后感受外邪致月经不调、带下异常等病史

2. **临床表现**——可有异常子宫出血，如月经量多或经期延长等，或有异常带下，或有小腹胀满，或疼痛，或经期小腹疼痛等；亦有部分患者无明显症状

3. **体征**——盆腔内可触及异常包块，或子宫附件大小、质地、活动度异常改变

4. **实验室检查**——B超、CT等影像学检查或宫腔镜、腹腔镜检查有助于诊断

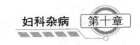

辨证论治★★★

表 10-3　癥瘕的分型论治

证型	气滞血瘀证	寒凝血瘀证	痰湿瘀结证	气虚血瘀证	肾虚血瘀证	湿热瘀阻证
共同症状	下腹部包块，大小不等					
下腹包块	触之有形，按之痛或无痛	质硬、下腹冷痛喜温	触之不坚，固定难移	下腹空坠，经行或经后下腹痛	包块触痛	热痛起伏，触之痛剧
月经	月经先后不定，经血量多有块、经行难净，经色暗	月经后期，量少，经间腹痛，色暗淡，有血块	经行量多，淋沥难净，经间期带下增多	月经量多，或经期延长，经色淡红，有血块	月经量多或少，经行腹痛较剧，经色紫暗有块	经行量多，经期延长，带下量多，色黄如脓，或赤白相兼
全身症状	精神抑郁，胸闷不舒，面色晦暗，肌肤甲错	面寒肢冷，手足不温	胸脘痞闷，腰腹疼痛	面色无华，气短懒言，语声低微，倦怠嗜卧，纳少便溏	不孕或曾反复流产，腰膝酸软，头晕耳鸣	身热口渴，心烦不宁，大便秘结，小便黄赤
舌脉	舌质紫暗或有瘀斑，脉沉弦涩	舌淡暗边见瘀点瘀斑，苔白，脉弦紧	舌体胖大，紫暗，有瘀斑瘀点，苔白厚腻，脉弦滑或沉涩	舌质暗淡，舌边有瘀点或瘀斑，苔薄白，脉细涩	舌暗，脉弦细	舌暗红，有瘀斑，苔黄，脉弦滑数

续表

证型	气滞血瘀证	寒凝血瘀证	痰湿瘀结证	气虚血瘀证	肾虚血瘀证	湿热瘀阻证
治法	行气活血，化瘀消癥	温经散寒，祛瘀消癥	化痰除湿，活血消癥	补气活血，化瘀消癥	补肾活血，消癥散结	清热利湿，化瘀消癥
方剂	香棱丸或大黄䗪虫丸	少腹逐瘀汤	苍附导痰丸合桂枝茯苓丸	四君子汤和桂枝茯苓丸	肾气丸合桂枝茯苓丸	大黄牡丹汤
主要药物	木香、丁香、京三棱、枳壳、青皮、川楝子、莪术	五灵脂、赤芍、蒲黄、小茴香、干姜、延胡索、没药、当归、川芎、肉桂	桂枝、芍药、牡丹皮、熟大黄、茯苓、石菖蒲、焦山楂、苍白术、陈皮、法半夏	党参、茯苓、白术、炙甘草、桂枝、牡丹皮、赤芍、桃仁	淫羊藿、仙茅、熟地黄、山药、香附、三棱、莪术、鸡血藤、丹参等	大黄、牡丹皮、桃仁、冬瓜仁、芒硝、木通、茯苓

第三节　阴　挺

定义 ★★★

妇女子宫下垂，甚则脱出阴户之外，或阴道壁膨出，统称阴挺，又称阴脱。

临床疾病：盆腔脏器脱垂。

病因病机 ★★

1. **主要病机**——气虚下陷与肾虚不固致胞络受损带脉提摄无力，而子宫脱出

$$
(1)\ 气虚
\begin{cases}
素体中气虚弱，加之分娩损伤，\\
\ \ 冲任不固\\
经行产后负重操劳，耗伤中气\\
久居湿秽之地，寒湿袭络，\\
\ \ 损伤冲任带脉
\end{cases}
\left.\begin{array}{c}气虚失\\于提摄\end{array}\right\}
$$

$$
(2)\ 肾气虚弱
\begin{cases}
先天不足\\
房劳多产\\
年老体弱，肾气亏虚
\end{cases}
\left.\begin{array}{c}伤精损肾\end{array}\right\}带脉弛纵
$$

$$
\left.\begin{array}{c}子宫\\脱垂\end{array}\right.
$$

2. **病位**——主要在胞宫、胞络，与冲任带脉关系密切

诊断要点★

1. **病史**——多有分娩损伤史；产后过早操劳；产育过多史；慢性疾病，如长期咳嗽、便秘史

2. **临床表现**——有物自阴道下坠，甚至脱出阴道口外，卧床休息可变小或消失，站立过久或劳累后症状明显，伴腰骶部酸痛，小腹下坠，排尿困难、尿频或癃闭、失禁，大便秘结。若摩擦日久，可致宫颈和阴道壁溃疡，带下量多，黄水淋沥

3. **体征**——患者取膀胱截石位后，检查判断子宫脱垂的程度、阴道前后壁膨出及会阴撕裂的程度。以患者平卧用力向下屏气时子宫下降最低点为分度标准

分度★★★

子宫脱垂分为3度：

Ⅰ度：轻型：宫颈外口距处女膜缘<4cm，未达到处女膜；重型：宫颈外口已达处女膜缘，阴道口可见宫颈。

Ⅱ度：轻型：宫颈脱出阴道口外，宫体仍在阴道内；重型：宫颈及部分宫体脱出阴道口外。

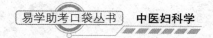

Ⅲ度：宫颈与宫体全部脱出于阴道口外。

鉴别诊断★

1. **子宫黏膜下肌瘤（带蒂脱出型）**——月经量多，经期延长或月经周期缩短，白带异常。妇科检查可见宫颈外口有红色、质地硬韧脱出的肿块，也可脱出至阴道口，但肿块上见不到宫颈外口，阴道内可触及宫颈。B超可见宫腔内条状低回声带，宫颈管可扩张，脱出物为实性低回声团块

2. **阴道壁肿物**——本病临床一般无不适，亦可有白带增多。妇科检查可见阴道壁肿物（囊性或实性）在阴道壁内，边界清楚，活动或固定

辨证论治★★★

1. **辨证要点**——以虚为主

（1）**气虚**——伴小腹下坠、身倦乏力、面色无华

（2）**肾虚**——伴头晕耳鸣、腰膝酸软、冷痛

2. **证型辨别**

表 10-4　子宫脱垂的证型辨别

证型	气虚证	肾虚证
妇科特征	子宫下移或脱出于阴道口外，劳则加剧；小腹下坠，少气懒言，四肢乏力，面色少华，小便频数，或带下量多、色白质稀	子宫下移或脱出于阴道口外，劳则加剧；小腹下坠，腰膝酸软，头晕耳鸣，小便频数，入夜尤甚
全身症状	气虚证	肾虚证
舌脉	舌淡苔薄，脉虚细	舌淡苔薄，脉沉弱

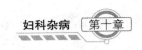

3. **治疗原则**——虚者补之，陷者举之，脱者固之，益气升提，补肾固脱；若有湿热者，佐以清热利湿。

4. **分型论治**

表 10-5　子宫脱垂的分型论治

证型	气虚证	肾虚证
治法	补中益气，升阳举陷	补肾固脱，益气提升
主方	补中益气汤加金樱子、杜仲、川断	大补元煎加黄芪
药物组成	人参、黄芪、甘草、白术、升麻、柴胡、当归、陈皮	熟地、当归、山茱萸、枸杞、杜仲、人参、山药、甘草

第四节　阴　痒

定义★★★

妇女外阴及阴道瘙痒，甚则痒痛难忍，坐卧不宁，或伴带下增多等，称为阴痒，又称阴门瘙痒、阴匿等。

1. **临床疾病**——相当于西医外阴瘙痒症、外阴炎及外阴色素减退性疾病等出现阴痒症状者

2. **局部原因**——阴虱病、蛲虫病、霉菌性阴道炎、滴虫性阴道炎、外阴皮肤病、尿液刺激等

3. **全身性原因**——糖尿病、黄疸、神经性皮炎等

病因病机★★

1. **病因**

(1) 虚——肝肾阴虚 $\begin{cases} 素体肝肾不足 \\ 年老体衰→精血亏损 \\ 久病不愈→阴血不足 \end{cases}$

（2）实——肝经湿热

$$\begin{cases}肝郁脾虚，湿热流注下焦，浸淫阴部\\\left.\begin{array}{l}忽视卫生\\久居阴湿之地\end{array}\right\}感染湿邪虫毒\\情志不畅→肝郁脾虚→湿热→\\\quad 蕴郁生虫\end{cases}$$

2. **病位**——外阴部，与肝肾关系密切

3. **病机**

（1）虚证：肝肾阴虚，精血亏损，外阴失养→阴部皮肤失养而瘙痒

（2）实证：肝经湿热下注，带下浸渍阴部，或湿热生虫，虫蚀阴中以致阴痒者→阴部瘙痒

诊断要点★

1. **病史**——有摄生不慎，或有外阴、阴道炎病史

2. **临床表现**——阴部瘙痒，或如虫行状，奇痒难忍，坐卧不宁，甚至灼热、疼痛，波及肛门周围，兼带下量多、臭秽

3. **检查**

（1）妇检——外阴皮肤正常或潮红或粗糙，有抓痕，分泌物增多。病程长者，外阴色素减退，甚则皲裂、破溃、湿疹

（2）实验室检查——白带常规可见念珠菌、滴虫或阴性结果等

鉴别诊断★

1. **股癣**——皮肤真菌所致的体癣，发生于股内侧及会阴部，病灶边缘呈堤状，清晰可见，表面有鳞屑，有明显的炎

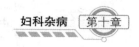

症改变。而阴痒则无明显的堤状边缘病灶

2. **湿疹**——皮肤病变分布呈对称性，境界明显，易反复发作，经水洗或食鱼腥虾蟹，往往使病情加重，且可发生于全身各个部位

辨证论治★★★

1. **辨证要点**——有虚实之分。生育期多实证，绝经前后多虚证

2. **证型辨别**

表 10-6 阴痒的证型辨别

证型	肝肾阴虚证	湿热下注证	湿虫滋生证
妇科特征	阴痒干涩，奇痒难忍，或阴部皮肤变白、增厚或萎缩，皲裂破溃；五心烦热，头晕目眩，时有烘热汗出，腰膝酸软	阴部瘙痒灼痛，带下量多、色黄如脓、稠黏臭秽，头晕目眩，口苦咽干，心烦不宁，便秘溲赤	阴部瘙痒，如虫行状，甚则奇痒难忍，灼热疼痛，带下量多、色黄、呈泡沫状，或色白如豆渣状、臭秽；心烦少寐，胸闷呃逆，口苦咽干，小便短赤
舌脉	舌红苔少脉弦细而数	舌红苔黄腻，脉弦滑而数	舌红苔黄腻，脉滑数

3. **治疗原则** ⎰ 实者——清热利湿，杀虫止痒
　　　　　　　 虚者——滋阴养血止痒
　　　　　　　 局部痒痛——应重视局部治疗护理，采用外
　　　　　　　　　　　　　阴熏洗，根据白带性状和化验
　　　　　　　　　　　　　结果选择阴道纳药
　　　　　　　 重视肝、肾、脾，治外必本诸内

4. 分型论治

表 10-7 阴痒的分型论治

证型	肝肾阴虚证	湿热下注证	湿虫滋生证
治法	滋阴补肾，清肝止痒	清热利湿，杀虫止痒	清热利湿，解毒杀虫
主方	知柏地黄丸酌加何首乌、白鲜皮	龙胆泻肝汤酌加虎杖、苦参	萆薢渗湿汤加白头翁、苦参、防风
药物组成	知母、黄柏、熟地黄、山药、山茱萸、泽泻、茯苓、牡丹皮	龙胆、黄芩、栀子、泽泻、木通、车前子、当归、柴胡、甘草、生黄、萆薢、薏苡仁、黄柏、赤茯苓、牡丹皮、泽泻、通草、滑石、蛇床子、花椒、明矾、百部、苦参	萆薢、薏苡仁、黄柏、赤茯苓、牡丹皮、泽泻、通草、滑石、白头翁、苦参、防风

5. 外治法 { 熏洗盆浴 / 阴道纳药

第五节　阴　疮

定义★★★

妇人阴户生疮，结块红肿、热痛，或化脓腐烂，黄水淋沥，甚则溃疡如虫蚀，或者肿块位于阴道边侧，如有蚕茧，称为阴疮、阴蚀、阴茧。

临床疾病：相当于西医的外阴溃疡、前庭大腺炎和前庭大腺囊肿。

病因病机★★

1. 病因

（1）热毒 { 经行产后，卫生护理不当，邪毒侵袭湿热蕴结，伏于肝脉 } 破溃成疮

（2）寒湿 { 久居阴寒湿冷之所，寒湿侵袭，内陷于冲任 / 阳气虚衰，气血失和，与痰湿凝结 } 日久溃腐成疮

2. 病位——外阴部

3. 病机

热毒蕴结 / 寒凝→瘀滞成结 } 与阴部气血相搏 { 蕴结成毒 / 肉腐成脓→生疮

诊断要点★

1. **临床表现**——外阴红肿、热痛，积结成块，或化脓腐烂，脓水淋沥，甚则溃疡如虫蚀者，或凝结成块，冷肿稀水，不能敛口，或者肿块位于阴道边侧，如有蚕茧

2. **妇科检查**——外阴局部，多见于小阴唇及大阴唇内侧，次为前庭黏膜及阴道的周围溃疡、糜烂，破溃流脓，或覆有脓苔，可触及波动感

鉴别诊断★

1. **生殖器疱疹**：生殖器及肛周皮肤散在或簇集小水泡，破溃后形成糜烂或溃疡，自觉疼痛，检测病毒抗原、病毒培

养检测到单纯疱疹病毒阳性。

2. 临证要与外阴恶性肿瘤如外阴癌相鉴别，还要与梅毒、艾滋病等性传播疾病所引起的外阴溃烂相鉴别。

辨证论治★★★

1. 辨证要点

（1）实热证——发病急骤，外阴红肿热痛，甚至脓稠臭秽，伴全身发热

（2）虚寒证——肿块坚硬，皮色不变，日久不消，形体虚羸

（3）热毒蕴结（气血衰败证）——疮痒溃腐，久不收口，脓水淋漓，恶臭难闻

2. 分型论治

表10-8　阴疮的分型论治

证型	热毒证	寒湿证
治法	清热利湿，解毒消疮	散寒除湿，活血散结
主方	龙胆泻肝汤加土茯苓、蒲公英	阳和汤
药物组成	龙胆、黄芩、栀子、泽泻、木通、车前子、当归、柴胡、甘草、生地黄、土茯苓、蒲公英	熟地黄、麻黄、鹿角胶、白芥子、肉桂、生甘草、炮姜炭、人参、白术、黄芪、甘草、茯苓、当归、白芍、川芎、金银花、白芷、皂角刺、桔梗

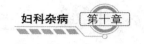

第六节　盆腔炎性疾病

定义★★★

上生殖道与周围组织的一组感染性疾病主要包括子宫内膜炎、输卵管炎、输卵管卵巢囊肿、盆腔腹膜炎。分为急性盆腔炎和慢性盆腔炎疾病。

病因病机★★

1. 急性盆腔炎

热毒炽盛——经期产后、术后损伤，房事　┐
　　不节——邪毒内侵，客于　　　　　　│
　　胞宫　　　　　　　　　　　　　　　│
湿毒壅盛——经行产后，湿毒停滞，与气　├ 稽留冲任、胞宫脉络→与气血相搏，瘀结不畅→发病
　　血搏结　　　　　　　　　　　　　　│
湿热蕴结——经行产后，余血未净，湿热　│
　　内浸，与余血相搏　　　　　　　　　┘

2. 慢性盆腔炎

┌ 湿热内浸，缠绵日久——湿热瘀相结　　　┐ 损伤冲任胞宫→气血通行不畅→发病
│ ┌ 七情内伤，肝郁气结 ┐   │
│ └ 外感湿热，余瘀未净 ┘ 气滞血瘀   │
│ 素体阳虚，寒湿内结——寒湿瘀结　　　　 ┘
│ 　　　　┌ 素体虚弱 ┐
│ 气虚血瘀┤ 外邪留着 ├ 血行失畅、瘀血停聚
│ 　　　　└ 久病不愈——瘀结耗伤正气
└ 肾气不足——冲任血行不畅——瘀血内结

诊断★★★

1. **病史**——多有近期妇产科手术史；或经期产后摄生不慎，或房事不洁史，或慢性生殖器炎症史

2. **临床表现**——下腹部或全腹部疼痛难忍，高热伴恶寒或寒战，头痛，带下量多或赤白兼杂，甚至如脓血，可伴有腹胀、腹泻、尿频、尿急等症状

3. **体征**——妇检：阴道脓臭分泌物；宫颈举痛、充血，或见脓性分泌物从宫颈口流出，宫体增大，触痛拒按，两少腹压痛，甚可触及包块，伴腹膜炎时可见下腹肌紧张、压痛、反跳痛；盆腔脓肿形成，位置较低时后穹隆饱满、有波动感，慢性期子宫压痛、活动受限，一侧附件增厚、压痛明显

4. **实验室检查**——血常规可见白细胞及中性粒细胞升高，血沉>20mm/h，宫颈管分泌物、病原体检测、培养与药敏阳性；B超可见盆腔炎性渗出或肿块；后穹隆可穿刺出脓液；慢性阶段：血常规正常，B超、子宫输卵管造影、腹腔镜有助诊断

鉴别诊断★★★

1. 急性盆腔炎需与异位妊娠、急性阑尾炎、卵巢囊肿蒂扭转、子宫内膜异位囊肿破裂的腹痛区别。

2. 慢性盆腔炎需与子宫内膜异位症、盆腔瘀血综合征、卵巢囊肿等鉴别。

辨证论治★★★

1. 急性盆腔炎

表10-9 急性盆腔炎的分型论治

证型	热毒炽盛证	湿毒壅盛	湿热瘀结证
全身症状	下腹胀痛或灼痛剧烈，高热，或壮热不退，恶寒或寒战	下腹胀痛拒按，或伴腰骶部胀痛难忍，发热恶寒或高热不退	下腹胀痛，或伴腰骶部胀痛，发热，热势起伏或寒热往来
月经带下	带下量多、色黄或赤白杂下、味臭秽，月经量多或崩中下血	带下量多、色黄绿如脓、味臭秽，月经量多，经期延长或淋沥不尽	带下量多、色黄、味臭，或经期延长或淋沥不止
舌脉	舌红苔黄厚或黄燥，脉滑数或洪数	舌红苔黄腻，脉滑数	舌红苔黄厚，脉滑数
治法	清热解毒，凉血消痈	解毒利湿，活血止痛	清热利湿，活血止痛
方剂	五味消毒饮合大黄牡丹汤	银翘红酱解毒汤	仙方活命饮去穿山甲、当归、皂角刺，加蒲公英、败酱草、薏苡仁、土茯苓

2. 慢性盆腔炎性疾病后遗症

表 10–10　慢性盆腔炎的分型论治

	症状	月经带下	舌脉	治法	主方
湿热瘀结证	少腹胀痛，或痛连腰骶，经行或劳累时加重，或有下腹癥块，带下；脘闷纳呆，口干不欲饮，大便溏或秘结，小便黄赤	带下量多，色黄	舌暗红苔黄腻，脉滑或弦滑	清热利湿，化瘀止痛	银甲丸
气滞血瘀证	下腹胀痛或刺痛，情志不畅时加重，婚后不孕；经前情志抑郁，乳房胀痛	经血量多、有块，瘀块下则痛减，带下量多、色黄质稠	舌体紫暗，有瘀斑瘀点，苔白或黄，脉弦涩	疏肝行气，化瘀止痛	膈下逐瘀汤
寒湿瘀滞证	下腹冷痛或刺痛，腰骶冷痛，得温则减，形寒肢冷，大便溏泄	带下量多、色白质稀，月经量少或错后，经色暗或夹血块	舌淡暗或有瘀点，苔白腻，脉沉迟或沉涩	祛寒除湿，化瘀止痛	少腹逐瘀汤合桂枝茯苓丸
气虚血瘀证	小腹隐痛或坠痛，缠绵日久，或痛连腰骶，或有下腹癥块，精神萎靡，体倦乏力，食少纳呆	带下量多、色白质稀，经血延长或量多，经血淡暗	舌淡暗或有瘀点，苔白，脉弦细或沉涩	益气健脾，化瘀散结	理冲汤去天花粉、知母合失笑散

续表

	症状	月经带下	舌脉	治法	主方
肾虚血瘀证	下腹绵绵作痛或刺痛，痛连腰骶，遇劳累则加重，喜温喜按，头晕耳鸣，畏寒肢冷	月经后期或量少，经血暗夹块	舌暗淡苔白，脉沉涩	温肾益气，化瘀止痛	温胞饮合失笑散

第七节 子宫内膜异位症与子宫腺肌病

定义★★

子宫内膜异位症简称内异症，是指具有生长功能的子宫内膜组织出现在子宫腔被覆内膜及子宫宫体肌层以外的其他部位引起的一种疾病。

子宫腺肌病是指子宫内膜腺肌体及间质侵入子宫肌层中，伴随周围肌层细胞的代偿性肥大和增生形成弥漫性或局限性病变的一种良性疾病，曾称为内在型子宫内膜异位症。

临床疾病：痛经、月经过多、经期延长、癥瘕、不孕症

病因病机★★

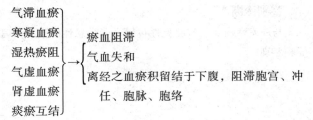

气滞血瘀
寒凝血瘀
湿热瘀阻   瘀血阻滞
气虚血瘀   气血失和
肾虚血瘀   离经之血瘀积留结于下腹，阻滞胞宫、冲
痰瘀互结   任、胞脉、胞络

诊断要点 ★

1. 子宫内膜异位症

（1）病史——有进行性加剧的痛经史，或有不孕史，剖宫产、人流手术史

（2）症状——
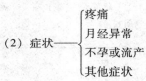
疼痛
月经异常
不孕或流产
其他症状

（3）检查——妇检：触痛，触及包块时包块活动性差、轻压痛；辅检：CA125，CA199，EmAb（+）、B超、盆腔CT及MRI；腹腔镜为金标准

2. 子宫腺肌病

（1）病史——有月经量多，进行性加剧的痛经病史；或有多次妊娠，反复宫腔操作，分娩时子宫壁创伤和慢性子宫内膜炎病史

（2）症状
月经量多、经期延长
进行性痛经

（3）检查——妇检：子宫呈均匀性增大，质硬，压痛（+）；辅检：CA125，CA199，EmAb（+）；盆腔B超及MRI

鉴别诊断 ★

与原发性痛经、盆腔炎性包块、卵巢恶性肿瘤、子宫肌瘤相鉴别

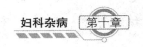

辨证论治★★

表10-11 子宫内膜异位症、子宫腺肌病的分型论治

证型		气滞血瘀证	寒凝血瘀证	湿热瘀阻证	气虚血瘀证	肾虚血瘀证	痰瘀互结证
症状	同	腹痛，盆腔有结节或包块					
	异	经前或经期胀痛或刺痛拒按	经前或经期小腹冷痛，得热痛减	经前或经期小腹灼热拒按，得热痛增	经期腹痛	经前经期腹痛	经前或经期小腹痛，拒按
月经		量或多或少或经期时间延长，色暗有块，块下痛减，经前心烦易怒，乳胀，口干便结	经行量少，色紫暗，或经血淋沥不尽或见月经后期	量多，色红质稠，有血块淋沥不尽	量或多或少，或经期延长，质稀，夹血块	月经先后无定期，量或多或少，色暗有血块	量多，有血块
全身症状		心烦易怒，胸胁、乳房胀痛，口干便结	形寒肢冷或大便不实	带下量多、色黄质稠、味臭；身热口渴，头身肢体沉重，刺痛，或腰部胀痛，小便不利	面色淡而晦暗，神疲乏力，少气懒言，纳差便溏	腰膝酸软，腰背刺痛，神疲，头晕耳鸣，面色晦暗，性欲淡漠，夜尿频	带下量多、色白质稠，形体肥胖，头晕肢体沉重，胸闷纳呆，呕恶痰多

续表

证型	气滞血瘀证	寒凝血瘀证	湿热瘀阻证	气虚血瘀证	肾虚血瘀证	痰瘀互结证
舌脉	舌紫暗有瘀点斑苔薄白,脉弦涩	舌淡胖而紫暗有瘀斑瘀点,脉沉迟涩	舌质紫红苔黄腻,脉滑数涩	舌淡胖边尖有瘀斑,苔薄白,脉沉涩	舌暗淡苔白,脉沉细涩	舌质紫暗边尖有瘀斑,苔腻,脉弦滑或涩
治法	理气活血,化瘀止痛	温经散寒,化瘀止痛	清热除湿,化瘀止痛	益气活血,化瘀止痛	补肾益气,活血化瘀	化瘀散结,活血化瘀
方剂	膈下逐瘀汤	少腹逐瘀汤	清热调血汤加败酱草、红藤	血府逐瘀汤加党参、黄芪	归肾丸加桃仁、蒲黄	苍附导痰丸加三棱、莪术
方药	当归、川芎、赤芍、桃仁、红花、枳壳、延胡索、五灵脂、乌药、香附、牡丹皮、甘草	小茴香、干姜、延胡索、没药、当归、川芎、赤芍、五灵脂	当归、川芎、白芍、生地黄、黄连、香附、桃仁、延胡索、牡丹皮、莪术、败酱草、红糖	桃仁、红花、当归、生地黄、川芎、赤芍、柴胡、枳壳、甘草、桔梗、川牛膝、党参、黄芪	熟地黄、山药、山茱萸、茯苓、当归、枸杞子、杜仲、菟丝子、桃仁、蒲黄	茯苓、半夏、苍术、陈皮、甘草、香附、胆南星、枳壳、生姜、神曲、三棱、莪术

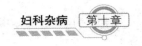

第八节　多囊卵巢综合征

定义★★

多囊卵巢综合征是以持续无排卵、雄激素过多和胰岛素抵抗为主要特征，并伴有生殖功能障碍及糖脂代谢异常的妇科内分泌疾病。

病因病机★★

肾虚—{先天不足／早婚房劳}→{肾气受损／天癸乏源}→{月经稀发／闭经}

脾虚痰湿→{素体肥胖／饮食劳倦／忧思伤脾}→{脾虚／内生痰湿}→阻滞胞宫冲任→月经稀发、闭经

气滞血瘀→{精神抑郁／暴怒伤肝／经、产后失调／复感邪气}→瘀阻冲任、胞宫→闭经、不孕

肝郁化火→{素体抑郁／七情内伤}→郁久化热→面部痤疮、多毛、月经紊乱、不孕

诊断要点★

1. **病史**——起病于青春期，初潮后渐现月经稀发或稀少，甚则闭经，或月经稀发、淋沥不尽等，渐可转为继发性闭经、不孕、肥胖、多毛等症状

2. **症状**——月经失调、不孕

3. **体征**——多毛、痤疮、黑棘皮、肥胖

4. **检查**

（1）体格检查——略

（2）妇检——外阴阴毛多而浓密，布及肛周、腹股沟及腹中线。阴道畅，子宫常大或偏小，双侧或单侧卵巢增大，较正常卵巢大 1~3 倍，质韧，也有少数患者卵巢并不增大

（3）辅检

1）BBT——无排卵；单相。

2）B 超——"项链征"未见优势和排卵。

3）内分泌——血 T 不超过正常范围 2 倍、LH/FSH>2、E_1 升高、E_2 正常或轻度升高，恒定于早卵泡期水平，无周期变化，$E_1/E_2>1$ 高于正常周期。

4）PRL 轻度升高。

5）尿 17-酮类固醇正常则表示 T 源于卵巢，若升高则表示肾上腺亢进。

6）OGTT 检查了解糖耐量情况。

7）甲功、TSH，需排除甲功异常引起高雄激素血症。

（4）诊刮——月经前或月经来潮 6 小时行诊刮：呈增生期变化

（5）其他检查——腹腔镜

鉴别诊断★

需与卵泡膜细胞增殖综合征、肾上腺皮质增生或肿瘤、卵巢雄激素肿瘤、甲状腺功能异常相鉴别。

辨证论治★★

1. **辨证要点**——肾、脾、肝三脏功能失调，痰湿、血瘀为标

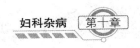

2. 证型鉴别

表 10-12　多囊卵巢综合征的辨证论治

证型		月经	全身症状	舌脉
肾虚证	肾阴虚证	月经初潮迟至，月经后期、量少、色淡质稀，渐至闭经，或月经延长，崩漏不止	婚久不孕，形体瘦小，面额痤疮，唇周细须显现，头晕耳鸣，腰膝酸软，手足心热，便秘溲黄	舌红少苔或无苔，脉细数
	肾阳虚证	月经初潮迟至，月经后期、量少、色淡、质稀，渐至闭经或崩漏淋沥	婚久不孕，形体较胖，腰痛时作，头晕耳鸣，面额痤疮，性毛浓密，小便清长，大便时溏	舌淡苔白，脉沉弱
脾虚痰湿证		月经后期，量少色淡或月经稀发，甚则闭经	形体肥胖，多毛，喉间多痰，神疲肢倦，带下量多	舌体胖大、色淡，苔厚腻，脉沉滑
气滞血瘀证		月经后期量少或数月不行，经行有块	精神抑郁，烦躁易怒，乳胀	舌质暗红或瘀点、瘀斑，脉沉弦涩
肝郁化火证		月经稀发量少，甚则经闭不行或月经紊乱、崩漏淋沥	毛发浓密，痤疮，胸乳胀痛，肢肿，便秘，小便黄，带下量多，外阴时痒	舌红苔黄厚，脉沉弦或弦数

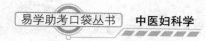

3. 分型证治

证型		治法	主方
肾虚证	肾阴虚证	滋肾填精，调经助孕	左归丸去川牛膝
	肾阳虚证	温肾助阳，调经助孕	右归丸去肉桂、加补骨脂、淫羊藿
脾虚痰湿证		化痰除湿，通络调经	苍附导痰丸
气滞血瘀证		理气活血，祛瘀通经	膈下逐瘀汤
肝郁化火证		疏肝理气，泻火调经	丹栀逍遥散

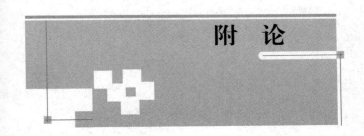

附　论

第十一章 ▶ 女性生殖器官解剖

★★★掌握女性内生殖器的解剖与生理
★★熟悉外生殖器、骨盆及盆底的解剖
★了解女性生殖器邻近器官、血管、淋巴及神经的分布

重点提示

骨盆及骨盆底的结构与生理★★

1. 骨盆

（1）骨盆的组成

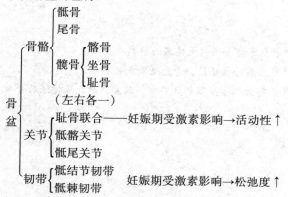

（2）骨盆的分界

分界线——髂耻线：耻骨联合上缘、髂耻缘和骶岬上缘的连线髂耻线将骨盆分为上下两部分，其上为假骨盆（大骨盆），其下为真骨盆（小骨盆）。

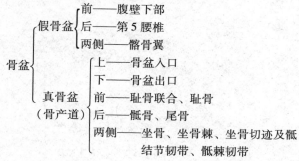

（3）骨盆的类型——女型、扁平型、类人猿型、男型

（4）骨盆的主要平面结构——一般可将真骨盆分为骨盆入口平面、中骨盆平面、骨盆出口平面

（5）骨盆轴——即产轴，是连接骨盆各个平面中心点所形成的一条假象曲线

2. 骨盆底

（1）功能 $\begin{cases} 承载盆腔脏器 \\ 保持盆腔脏器正常位置 \end{cases}$

（2）位置

骨盆底 $\begin{cases} 前——耻骨联合、耻骨弓 \\ 后——尾骨尖 \\ 两侧——耻骨降支、坐骨升支及坐骨结节 \end{cases}$

（3）结构

骨盆底 $\begin{cases} 外层——浅层筋膜+肌 \begin{cases} 球海绵体肌（1对）\\ 坐骨海绵体肌（1对）\\ 会阴浅横肌（1对）\end{cases} \\ \qquad\qquad 肉外括约肌 \\ 中层——泌尿生殖膈 \\ 内层——盆膈 \end{cases}$

外生殖器 ★★

外阴：女性生殖器的外露部分，为两股内侧从耻骨联合至会阴之间的区域。

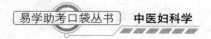

```
      ┌ 阴阜
      │ 大阴唇
      │ 小阴唇
外阴 ┤ 阴蒂
      │        ┌ 前庭球
      │        │ 尿道外口
      └ 阴道前庭┤ 前庭大腺
               └ 阴道口及处女膜
```

表 11–1　女性外生殖器

	位置	结构	形态	特点
阴阜	耻骨联合前	脂肪垫	隆起，表面有阴毛生长呈倒三角形分布	青春期阴毛开始生长，绝经后阴毛渐稀落
大阴唇	股内侧，前接阴阜，后连会阴	系皮肤皱襞，前接阴阜，后连会阴，富含血管、淋巴管、神经及皮下脂肪	未婚妇——自然合拢经产妇——松弛分开绝经后——萎缩	局部受伤易形成血肿
小阴唇	大阴唇内侧	一对薄皱襞，表面湿润、光滑，无毛，富含神经、血管、皮脂腺及弹力纤维，前端融合再分叶，包绕阴蒂，前叶形成阴蒂包皮，后端与大阴唇相会形成阴蒂系带		非常敏感

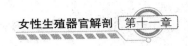

续表

	位置	结构	形态	特点
阴蒂	小阴唇顶端下方	海绵体组织,富含神经,分为阴蒂头、体、脚	阴蒂头外露,直径6~8mm	极敏感,性感器官
阴道前庭	小阴唇之间的菱形区,前为阴蒂,后为阴唇系带	前方有尿道口,后方有阴道口		
前庭球	前庭两侧,前连阴蒂,后与前庭大腺相邻	勃起性的静脉丛构成		
尿道外口	阴蒂及阴道口之间	后壁有一对尿道旁腺	略呈圆形,边缘折叠而合拢	易有细菌潜伏
前庭大腺	阴道口两侧,大阴唇后下方	黄豆大小,左右各一,腺管细长1~2cm,开口于小阴唇与处女膜之间的沟内	兴奋时分泌黄白色黏液,起润滑作用,平时不能触及,形成脓肿或囊肿后可看到或触及	

续表

	位置	结构		形态	特点
9.阴道口和处女膜	尿道外口后方的前庭后部	阴道口覆有一层较薄黏膜——处女膜,处女膜中央有孔	阴道口大小、形态不规则,处女膜孔大小因人而异		

内生殖器★★★

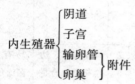

1. **阴道**

（1）位置——真骨盆下部中央,前邻膀胱、尿道,后贴直肠,上端包绕宫颈,下端开口于阴道前庭后部

（2）形态——上宽下窄,前后壁紧贴,后壁较前壁长,环绕宫颈周围的部分称阴道穹隆,分前、后、左、右四部分,其中后穹隆最深。后穹隆与直肠之间是腹腔的最低部位,具有重要临床意义

（3）功能——性交器官；经血通道；胎儿娩出通道

（4）组织结构——由黏膜层、肌层和纤维组织膜构成

2. 子宫

（1）位置——骨盆中央，前邻膀胱，后邻直肠，呈前倾前屈位

（2）形态——呈倒置梨形，前面扁平，后面稍凸出，空腔肌性器官，子宫腔呈上宽下窄的三角形，宫颈管呈梭形。大小：（7~8）cm×（4~5）cm×（2~3）cm，重50~70g，宫腔容量5mL。

分部
- 子宫体
  - 子宫底
  - 子宫角
- 宫颈
  - 阴道上部
  - 阴道部

子宫体：宫颈
- 青春期前——1：2
- 育龄期——2：1
- 绝经期——1：1

子宫峡部——子宫体与子宫颈之间形成的最狭窄部分，非孕时长约1cm。

子宫峡部
- 上端：解剖学内口——解剖上较狭窄
- 下端：组织学内口——宫腔内膜与宫颈内膜转变

宫颈管
- 上端：宫颈内口
- 下端：宫颈外口
  - 未产妇——圆形
  - 经产妇——横裂形，分上下两唇

（3）功能——产生月经，精子通道，孕育胎儿，协助分娩

（4）组织结构

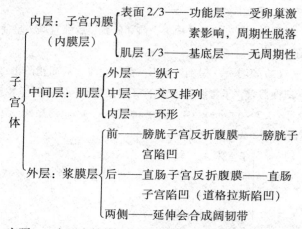

宫颈——主要由结缔组织构成，亦含有平滑肌纤维、血管及弹力纤维

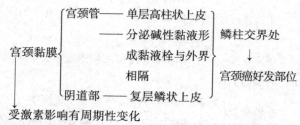

受激素影响有周期性变化

（5）子宫韧带——与骨盆底肌及筋膜共同维持子宫正常位置，使之呈前倾前屈位，宫底位于骨盆入口平面稍下，宫颈外口接近而低于坐骨棘水平

子宫韧带
- 圆韧带——使宫底保持前倾
- 阔韧带
  - 骨盆漏斗韧带（卵巢悬韧带）——卵巢
  - 动静脉穿过
  - 卵巢固有韧带（卵巢韧带）
- 主韧带（宫颈横韧带）——固定宫颈位置
- 宫骶韧带——保持子宫前倾位置

3. 输卵管

（1）位置——子宫两侧，内侧与子宫角相连，外端游离

（2）形态——一对细长弯曲的肌性管道，全长 8～14cm；由内而外分为间质部、峡部、壶腹部、伞部 4 部分

（3）功能——受精场所；早期囊胚发育地；受精卵运送通道

（4）组织结构
- 外层——浆膜层（伞端无浆膜层）
- 中层——平滑肌层
- 内层——黏膜层
  - 纤毛细胞：纤毛摆动，运送卵子
  - 无纤毛细胞
  - 楔状细胞
  - 未分化细胞

4. 卵巢

（1）位置——子宫两侧，输卵管下方，外侧以骨盆漏斗韧带连于骨盆壁，内侧以卵巢固有韧带连于子宫

（2）形态——扁椭圆形性腺，青春期前表面光滑，青春期后逐渐凹凸不平，呈灰白色，绝经后变小变硬。成人大小：4cm×3cm×1cm，重 5～6g

（3）功能——产生与排出卵子（生殖功能）；分泌甾体

激素（内分泌功能）

（4）组织结构——①外周：皮质——含各级发育卵泡、黄体和它们退化形成的残余结构及间质组织。②中心：髓质——含疏松结缔组织、血管、神经、淋巴管及少量平滑肌纤维

女性生殖器邻近器官及血管、淋巴、神经★

1. 邻近器官

（1）尿道——位于阴道之前、耻骨联合之后，长约4cm，短而直，接近阴道，易引起泌尿系统感染

（2）膀胱——位于耻骨联合之后、子宫之前，为一空腔器官，其大小、形状因充盈度及邻近器官情况而变化。膀胱充盈影响子宫、阴道，妇科检查及手术前需排空膀胱

（3）输尿管——一对肌性圆索状管，长约30cm，从肾盂开始，在髂外动脉起点前方进入骨盆腔，在邻近宫颈内口约2cm处在子宫动脉后方与之交叉，经阴道侧穹隆顶端绕向前方进入膀胱，妇科疾病可使输尿管变形、异位或梗阻等，妇科手术时易损伤输尿管

（4）直肠——前为子宫、阴道，后为骶骨，全长为15～20cm，下段无腹膜覆盖，妇科手术及分娩处理时应避免损伤直肠

（5）阑尾——位于右髂窝内，妊娠期随妊娠月份增加而向上外方移位，阑尾炎时可累及子宫、附件

2. 血管——女性内外生殖器的血供主要来源自卵巢动脉、子宫动脉、阴道动脉及阴部内动脉，各部位的静脉均与同名动脉伴行，且数量多，形成静脉丛，并相互吻合，故盆

腔感染易蔓延

（1）卵巢动脉——自腹主动脉分出（左侧可来自左肾动脉）

（2）子宫动脉——髂内动脉前干分支 $\begin{cases} 上支：子宫体支 \\ 下支：宫颈-阴道支 \end{cases}$

（3）阴道动脉——髂内动脉前干分支

阴道血供 $\begin{cases} 上段：宫颈-阴道支 \\ 中段：阴道动脉 \\ 下段：阴部内动脉、痔中动脉 \end{cases}$

（4）阴部内动脉——髂内动脉前干终支

3. **淋巴**——伴随相应血管走行，分外生殖器淋巴和内生殖器淋巴两组

走向：髂淋巴结→腰淋巴结→乳糜池

4. **神经** $\begin{cases} 外生殖器神经支配：阴部神经支配 \\ 内生殖器神经支配：交感与副交感神经支配 \end{cases}$

难点提示

（1）骨盆的大小及其解剖结构对分娩有很大的影响。

（2）女性内外生殖器官的解剖结构有其自然防御功能。

（3）女性内外生殖器官绝大多数部位受卵巢激素影响有周期性变化。

（4）子宫韧带及盆底肌、筋膜可维持子宫正常位置。

第十二章 ▶ 女性生殖系统生理

★★★掌握卵巢的功能、周期性变化及雌、孕激素的生
　　理作用
★★★卵巢的功能及周期性变化
★★熟悉下丘脑-垂体-卵巢轴的相互关系
★了解子宫内膜及生殖器其他部位的周期性变化

1. 卵巢的功能——产生卵子并排卵，合成并分泌甾体激素和多肽激素

2. 卵巢的周期性变化——卵泡发育→成熟→排卵→黄体形成→黄体萎缩

（1）卵泡的发育及成熟

始基卵泡→FSH 发育 {
退化卵泡闭锁（未发育）15 万~50 万个
成熟卵泡（排卵前卵泡），直径18~20cm，300~400 个
}

成熟卵泡（由外而内组成）{
卵泡外膜
卵泡内膜 }
颗粒细胞 } 产生雌激素
卵泡腔
卵丘
放射冠
透明带
卵细胞
}

（2）排卵——随着卵泡的发育成熟，卵泡逐渐向卵巢表面移行并向外凸出，当卵泡接近卵巢表面时该处表层细胞变薄，最后破裂，出现排卵

1）排卵排出物质：卵母细胞、透明带、放射冠、小部分卵丘内颗粒细胞。

2）排卵时间：下次月经来潮前 14 天左右。

（3）黄体的形成与退化

{
排卵→卵泡壁塌陷，血管破裂→血体→黄体→成熟黄体
（卵子受精）妊娠黄体→10 周退化
（卵子未受精）萎缩（排卵后 9~10 天）→白体
}

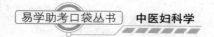

黄体寿命：12~16天

3. 卵巢分泌的激素及其生理作用

（1）卵巢分泌的激素

$$卵巢激素\begin{cases}甾体激素\\（主要）\end{cases}\begin{cases}雌激素\\孕激素\\雄激素（少量）\end{cases}$$
多肽激素——抑制素、激活素、卵泡抑制素等

（2）卵巢分泌的几种激素的来源及其变化

表 12-1　卵巢分泌的几种激素的来源及周期性变化

		雌激素	孕激素	雄激素
来源	排卵前	卵泡内膜细胞、颗粒细胞	颗粒细胞、肾上腺皮质	肾上腺皮质
	排卵后	黄体细胞	颗粒黄体细胞、卵泡膜黄体细胞	卵巢间质（极少量）
高峰		第一高峰：排卵前1天 第二高峰：排卵后7~8天	排卵后7~8天	

（3）几种激素的生理作用（表12-2）

生殖器官的周期性变化与月经★

1. 子宫内膜的组织学变化——分为增殖期、分泌期、月经期。增殖期受雌激素的影响；分泌期受雌、孕激素共同影响（见表12-3）

2. 子宫内膜的生物化学变化研究——甾体激素和蛋白激

素受体、各种酶类、酸性黏多糖、血管收缩因子

月经血成分：变性、坏死内膜，血液（毛细血管和小动脉破裂出血，破裂后形成的血肿及血管壁的渗出和内膜剥脱时静脉出血）。

表 12-2 雌、孕激素的生理作用

		雌激素	孕激素
子宫	肌层	使子宫血循环增加，促进子宫发育和肌层增厚，提高子宫平滑肌对缩宫素的敏感性	抑制子宫肌自发性收缩，降低妊娠子宫对缩宫素敏感性
	内膜	增生变化	增殖期内膜转变为分泌期内膜
	宫颈	使宫颈口松弛，黏液量↑，质变稀薄，易拉成丝状	宫口闭合，黏液量↓，质变黏稠，拉丝度↓
输卵管		增加输卵管蠕动和纤毛生长	抑制输卵管蠕动和纤毛生长
阴道		使上皮细胞增生、角化、黏膜变厚	使上皮细胞脱落加快
卵巢		促进卵泡发育、积储胆固醇	
外阴		促进大小阴唇发育和丰满，脂肪及色素沉着	
第二性征		发育	
乳腺		乳腺管增生，乳腺发育，乳头、乳晕着色	乳腺腺泡进一步发育
下丘脑、垂体		正负反馈调节	负反馈调节

续表

	雌激素	孕激素
基础体温		排卵后BBT上升0.3~0.5℃
水、钠代谢	潴留	排泄
其他	使骨中钙沉积↑，加速骨骼闭合	促进蛋白质的分解、肝脏中酶的合成

表12-3　子宫内膜的周期性变化

时期		时间	内膜形态	膜厚度	腺上皮细胞	腺体	间质
增殖期	早期	月经周期第5~7天	增生修复	较薄，约1mm	立方形/低柱状	少	致密
	中期	月经周期第8~10天	继续增生	渐增厚	增生活跃呈柱状	增长，呈弯曲形	水肿明显
	晚期	月经周期第11~14天	高低不平	3~5mm	高柱状	更长，弯曲形	水肿明显
分泌期	早期	月经周期第15~19天	波浪形	继续增厚	出现核下小泡	更长，弯曲更明显	水肿，螺旋小动脉继续增生
	中期	月经周期第20~23天	锯齿状	更厚	顶端胞膜破碎	顶浆分泌	更疏松，水肿
	晚期	月经周期第24~28天	海绵状	10mm	顶浆分泌	糖原溢出	更疏松，水肿，出现蜕膜细胞
月经期		月经周期第1~4天→前列腺素↑→子宫收缩→螺旋小动脉痉挛→内膜血流↓→缺氧变性坏死→脱落出血					

表 12-4　生殖器其他部位的周期性变化

	排卵前	排卵后
激素影响	雌激素影响	孕激素影响
阴道黏膜	底层细胞增生演变为中层与表层细胞，阴道黏膜增厚，表层细胞角化；细胞内富含糖原，分解为乳酸，维持阴道酸度	上皮细胞脱落加快
宫颈黏膜	分泌量逐渐增多，质变稀薄透明，拉丝度增加，涂片呈羊齿状结晶［Ⅲ（周期6~7天）→Ⅱ→Ⅰ（排卵期）］	分泌量逐渐减少，质变黏稠、浑浊，拉丝度↓，涂片呈椭圆体（Ⅳ型结晶，周期22天）
输卵管	输卵管收缩性增加，排卵时峡部环形肌收缩，使峡部闭锁	抑制输卵管收缩，排卵后3天输卵管峡部环形肌松弛
乳房的周期性变化	促进乳腺管增生	促进乳腺小叶及腺泡的发育

下丘脑-垂体-卵巢轴的相互关系★★

　　女性的性周期是以月经的周期性变化为标志，而月经的产生是以子宫内膜的周期性变化、脱落出血为基础的，子宫内膜的周期性变化受卵巢激素影响，卵巢功能又受垂体控制，垂体活动受下丘脑控制，下丘脑又受大脑皮质支配，卵巢激素又反过来影响下丘脑、垂体功能，故关键在于下丘脑-垂体-卵巢轴（HPOA女性性腺轴）三者之间协调作用。

　　下丘脑分泌促性腺激素释放激素（Gn-RH）

$$\left.\begin{array}{l}\text{卵泡刺激素释放激素（FSH-RH）}\\\text{黄体生成激素释放激素（LH-RH）}\end{array}\right\}\text{进入脑垂体→脑垂体释}$$

放促性腺激

$$\text{素（Gn）→}\left\{\begin{array}{l}\text{卵泡刺激素（FSH）}\\\text{黄体生成激素（LH）}\end{array}\right.\text{→控制卵巢周期性}$$

子宫内膜周

期性变化

反馈作用——卵巢产生的激素反过来影响下丘脑的分泌功能。

正反馈——使下丘脑兴奋，分泌性激素增多者。如大量雌激素可兴奋下丘脑分泌 LH-RH。

负反馈——使下丘脑抑制，分泌性激素减少者。如大量雌激素可抑制下丘脑分泌 FSH-RH，大量孕激素可抑制下丘脑分泌 LH-RH。故雌激素对下丘脑具有正负反馈作用，而孕激素对下丘脑具有负反馈作用。

影响女性生殖系统的主要内分泌腺和激素★★

1. **甲状腺**——甲状腺所分泌的甲状腺素（T4）和三碘甲状腺原氨酸（T3）参与机体各种物质的新陈代谢，并对组织的分化、生长发育、生殖生理等过程起直接作用

2. **肾上腺**——肾上腺有合成并分泌甾体激素的功能

3. **胰腺**——胰岛细胞分泌的胰岛素不仅参与糖代谢，而且对维持正常的卵巢功能有重要影响

4. **前列腺素**——其在女性生殖系统中分布广泛，虽含量极微，但效应极强

中西医月经理论的对应关系★★

月经产生机制的理论中，中医学的"肾-天癸-冲任-胞

宫"的月经机制，与西医学的"下丘脑-垂体-卵巢-子宫"的作用环路相对应。

难点提示

（1）卵巢的周期性变化，排卵前后对各生殖器影响不同，故可通过阴道脱落细胞、宫颈黏液结晶、子宫内膜诊刮病理、基础体温、激素水平了解卵巢功能。

（2）HPOA 轴的相关关系及调节。

第十三章 ▶ 正常妊娠

★★★掌握妊娠概念，受精卵发育、输送与着床，胎盘
　　的形成与功能
★★熟悉妊娠期母体变化（生殖系统、乳房及血液循环
　　系统等）
★了解胎儿发育及其他胎儿附属物的形成和功能

第一节　妊娠生理

妊娠——胚胎和胎儿在母体内发育成长的过程。卵子受精是妊娠的开始，胎儿及其附属物自母体排出是妊娠的终止，共280天（40周）★★★

受精与受精卵的着床和发育★★★

1. **受精**——精子和次级卵母细胞结合形成受精卵的过程

（1）精子的获能：精液进入阴道后，精子离开精液，经过宫颈管进入子宫腔，与子宫内膜接触，子宫内膜细胞产生α和β淀粉酶，解除精子顶体酶上的"去获能因子"，使精子具有受精能力。

（2）卵子的成熟：卵巢中的卵泡刚一成熟，在排卵前36～48小时，初级卵母细胞开始了第一次成熟分裂，即减数分裂，卵巢排出的卵子进入壶腹部，停留在壶腹部与峡部交界处等待精子。

（3）受精过程：当精子与卵子相遇，精子顶体外膜破裂释放去顶体酶，只有发生顶体反应的精子才能和卵子融合，直至精原核与卵原核融合形成二倍体的受精卵使受精完成。

2. **受精卵的着床**

（1）卵裂：受精后30小时，受精卵随着输卵管蠕动，输卵管上皮纤毛推动其向宫腔方向移动，同时开始有丝分裂。

（2）着床：受精后5～6日，早期囊胚透明带消失，体积迅速增大，11～12 日晚期囊胚经过定位、黏附、穿透 3 个阶段植入子宫内膜，完成着床过程。

3. **胚胎的发育**——妊娠第 10 周（受精后 8 周）内的胚体称为胚胎，是主要器官完成分化的时期

胎儿发育 ★

1. **胎儿发育一般情况**——自妊娠第周至分娩前称为胎儿，是各器官进一步发育渐趋成熟的时期

2. **足月胎头的特点**——足月胎儿的胎头占全身的 1/4，是胎儿身体的最大部分。颅缝和囟门都有软组织覆盖，使颅骨有一定的活动度，分娩时颅骨在颅缝处可以重叠，以缩小胎头体积，有利于胎儿娩出，此称为胎头可塑性

胎儿附属物的形成及其功能 ★

胎儿附属物指胎儿以外的组织，包括胎盘、胎膜、脐带和羊水。

1. **胎盘**

（1）组成：羊膜、叶状绒毛膜和底蜕膜。

（2）物质交换部位：血管合体膜。

（3）物质交换方式：简单扩散、易化扩散、主动转运、胞饮。

（4）胎盘功能

气体交换：O_2、CO_2 简单扩散。

营养物质
的供应
- 葡萄糖：易化扩散，胎儿主要能源
- 氨基酸：主动转运
- 游离脂肪酸：简单扩散
- 维生素
  - 脂溶性：A、D、E、K 简单扩散
  - 水溶性：B、C 主动转运
- 矿物质
  - 钠、钾、镁简单扩散
  - 钙、磷、碘、镁主动转运
- 水：简单扩散

排除胎儿代谢产物：尿素、肌酐、尿酸等
防御功能：获得被动免疫力（IgG 抗体），有限，不完善，易受细菌、病毒、弓形虫螺旋体、支原体及药物等影响合成功能

内分泌功能
- ①绒毛膜促性腺激素（HCG）：合体滋养细胞产生，受精后第 7 天出现，受精后 10 天放免法可测出，妊娠 8~10 周达高峰，持续 1~2 周迅速下降
- ②胎盘生乳素（HPL）：合体滋养细胞产生，妊娠 6 周血中可测出，妊娠 3~4 周达高峰，产后迅速下降
- ③妊娠特异性 β1 糖蛋白（PSβ1G）：合体滋养细胞产生，妊娠期特有
- ④绒毛膜促甲状腺激素（HCT）
- ⑤雌激素
  - 妊娠 6 周前：卵巢黄体产生
  - 妊娠 10 周后：来源于胎儿
- ⑥孕激素
  - 妊娠早期：妊娠黄体产生
  - 妊娠 8~10 周后：滋养层产生
- ⑦缩宫素酶
- ⑧耐热性碱性磷酸酶（HSAP）

2. 胎膜

（1）组成——羊膜，绒毛膜

（2）功能——协助甾体激素代谢，分娩发动

3. 脐带

（1）组成——表面羊膜覆盖

中央 $\begin{cases} 脐静脉（1 条）：壁薄，腔大 \\ 脐动脉（2 条）：壁厚，腔小 \end{cases}$

（2）长度——妊娠足月胎儿的脐带长度为 30～100cm，平均 55cm，直径 0.8～2cm

4. 羊水

（1）量——足月时 800mL

（2）性状——比重 1.007～1.025；中性或偏碱性，pH值 7.2

（3）功能 $\begin{cases} ①为胎儿提供适宜环境、适宜温度及一定限\\ \quad 度的活动空间 \\ ②使胎儿在羊水中运动自如，促进骨骼、肌\\ \quad 肉及其他组织器官发育 \\ ③防止胎儿自身及胎体与羊膜的粘连而发生\\ \quad 畸形 \\ ④减轻外界环境的暴力冲击和剧烈震动，从\\ \quad 而避免胎儿损伤 \\ ⑤保持胎儿体内水平衡 \\ ⑥临产后前羊水囊扩张宫颈口及阴道，有利\\ \quad 于产程进展 \\ ⑦破膜后羊水润滑和冲洗产道，利于分娩和\\ \quad 避免感染 \end{cases}$

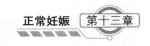

妊娠期母体变化★★

1. 生殖系统的变化

（1）子宫 { 子宫体：逐渐增大变软
子宫峡部：变软，12周以后伸展拉长变薄，扩
　　　　　　展形成子宫下段

（2）卵巢——略增大，妊娠黄体分泌雌、孕激素，维持妊娠，10周后由胎盘取代，停止排卵

（3）输卵管——伸长

（4）阴道——肌层肥厚，黏膜增厚呈紫蓝色，脱落细胞增多，使细胞糖原积聚→乳酸↑→pH↓→有利于防止感染

（5）外阴——皮肤增厚，大小阴唇色素沉着

2. 乳房

{ 妊娠早期数周内，乳房触痛、刺痛，乳房增大，
　乳头变大
乳头、乳晕着色，呈黑褐色，乳房容易勃起，乳
　晕周围蒙氏结节形成

3. 血液的变化

血容量↑：血浆↑>红细胞↑，孕32～34周达高峰，血液稀释

血液成分 {
网织红细胞↑
红细胞计数↓：$3.6×10^{12}$/L
血红蛋白↓：110g/L
红细胞容积↓：0.31～0.34
白细胞计数↑：（10～12）×10^9/L，以多形核白细
　　　　　　　　胞增加为主
凝血因子↑→高凝状态
血浆纤维蛋白原↑优球蛋白溶解时间↑→纤溶活性↓
红细胞沉降率↑
血浆蛋白↓，以白蛋白减少为主

4. 循环系统的变化

- 心脏
  - 向上、向左、向前移位，心尖搏动左移 1cm
  - 心浊音界稍扩大
  - 容量↑，心率增加 10～15 次/分
  - 心尖区可听到柔和吹风样收缩期杂音 Ⅰ～Ⅱ级
- 心搏量和心排出量↑：32～34 周达高峰，第二产程增加显著
- 血压
  - 动脉压：孕中期舒张压略下降 10mmHg，收缩压无变化
  - 静脉压：孕晚期下肢静脉压↑，上肢静脉压无变化

5. 泌尿系统的变化

- 肾脏略增大
- 肾功能改变
  - GFR↑至孕中期增加 50%，持续至足月
  - RPF↑至孕中期增加 35%，孕晚期略下降
  - 仰卧位↓
- 平滑肌张力减弱
  - 肾盂、输尿管轻度扩张，输尿管增粗
  - 输尿管蠕动减弱——尿流缓慢，尿液逆流→孕妇易患急性肾盂肾炎
- 孕妇饭后尿糖，原因
  - GFR↑↑
  - 肾小球对葡萄糖再吸收未增加

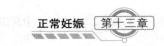

6. **呼吸系统的变化**
- 肋骨展平，肋骨下角↑→胸廓容量↑
- 膈肌升高约 4cm，膈肌活动幅度↓，胸廓活动↑，胸式呼吸为主
- 呼吸
  - 次数≤20 次/分
  - 深度↑
- 耗氧量增加 10%～20%，肺通气量增加 40% 过度通气
- 上呼吸道黏膜增厚，充血水肿→局部抵抗力↓——易感染

7. **消化系统的变化**
- 早孕反应：恶心呕吐，食欲不振，偏食，喜食酸食 时间：6～10 周开始，持续至 10～12 周
- 牙龈充血，血肿，增生，晨间刷牙牙龈出血；牙齿松动，龋齿
- 胃肠平滑肌张力↓→贲门括约肌松弛→胃内酸性内容物反流至食管下部→"烧心感"
- 胃酸及胃蛋白酶↓→胃排空时间↑→上腹饱胀感 肠蠕动减少→便秘
- 肝脏：血清白蛋白↓，球蛋白↑，白/球比↓，碱性磷酸酶↑
- 胆囊：收缩减弱 胆管：平滑肌松弛，排空时间↑ }胆汁淤积、黏稠→易形成胆石症

8. **皮肤的变化**

孕妇乳头、乳晕、腹白线、外阴等处出现色素沉着；还会出现妊娠斑、妊娠纹。

9. 内分泌系统的变化

(1) 垂体
- 体积：增大 1~2 倍
- 激素：
  - Gn↓
  - PRL↑：妊娠 7 周开始增高，至分娩前达峰值 200μg/L。产后若不哺乳，3 周降至非孕水平（10μg/L）；若哺乳，80~100 天降至非孕水平
  - TSH、ACTH、MSH 均↑

(2) 肾上腺皮质
- 血清皮质醇↑：
  - 与皮质醇、球蛋白结合：75%
  - 与白蛋白结合：15%
  - 游离：10%，无皮质功能亢进
- 醛固酮↑：从孕 15 周开始至足月达 2780nmol，外层球状带分泌的醛固酮于妊娠期增加 3~5 倍仅 30%~40% 为起活性作用的游离胆固醇→无水钠潴留

(3) 甲状腺
- 组织增生，血量增多，体积增大
- 激素：结合型 T_3、T_4 增多，FT_3、FT_4 无改变，基础代谢率↑20%，无甲亢表现

(4) 甲状旁腺——孕早期甲状旁腺水平降低，随着妊娠进展，血浆浓度降低；妊娠中晚期，甲状旁腺水平逐渐升高，有利于为胎儿提供钙

10. 骨骼、关节及韧带的变化——骨质在妊娠期一般无变化

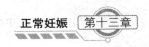

11. 新陈代谢的变化

体重：妊 13 周前无变化，孕 13 周起增加 350g/周，整个妊娠期增加 12.5kg

空腹血糖稍低：胰岛素↑，糖耐量试验：血糖增高幅度大，恢复延迟→妊娠期糖尿病，胰岛素需要量增加

脂肪代谢：肠道对脂肪吸收↑→血脂↑

蛋白质代谢：正氮平衡，需要量增加

水代谢：水贮备增加，整个妊娠期平均增加约 7.5L，水钠潴留与排泄形成适当比例，不引起水肿

矿物质代谢：胎儿生长发育需大量钙、磷、铁，妊娠期注意补钙、铁

难点提示

（1）受精及受精卵的发育、输送、着床。

（2）胎盘的功能，可影响胚胎、胎儿发育，通过监测胎盘功能可了解胚胎发育情况是否良好。

第二节 妊娠诊断与产前检查

临床上常将妊娠全过程分为三个时期，妊娠 13 周末称为早期妊娠，第 14 ~27 周末为中期妊娠，第 28 周及其后称为晚期妊娠。

早期妊娠★

1. 临床表现

停经：生育年龄的已婚妇女，平时月经规则，一旦月经过期 10 天以上，应首先怀疑为妊娠。

早孕反应：约半数妇女，在停经 6 周左右时出现头晕、乏力、嗜睡、食欲不振、食欲异常如喜食酸、凉食品而厌油腻厚味、恶心、晨起呕吐等，以上症状多于妊娠 12 周左右自行消失。

尿频：早期妊娠，增大的子宫如为前位，在盆腔内压迫膀胱可出现尿频。

乳房变化：乳房于妊娠后受雌激素及孕激素的影响而逐渐增大，出现乳房胀痛、乳头疼痛及着色。

妇科检查：阴道壁及子宫颈充血、变软、呈紫蓝色。子宫体增大而柔软，尤以子宫峡部为明显，触之有囊性感，子宫前后径加长。妊娠 6 周时子宫呈球形，12 周以后在耻骨联合上可扪到子宫底。

脉象：停经 12 周以上，六脉滑利，尺脉按之不绝，可考虑为妊娠。

2. 辅助检查

妊娠试验——通常受精后 8～10 日即可在血清中检测到血 HCG 升高

超声检查——妊娠囊是早起妊娠的超声标志，阴道超声最早在妊娠 4～5 周即可探测到

基础体温测定——具有双相型体温的妇女，停经后高温持续 18 日以上仍不见下降者，早孕可能性大

中期及晚期妊娠诊断★

子宫增大：子宫体随妊娠进展逐渐增大，子宫底部逐渐升高，腹部检查时，可根据手测宫底高度及尺测耻骨联合至子宫底高度来判断妊娠周数。

胎动：胎体在子宫内的活动，称胎动。妊娠20周后，孕妇多可自觉胎动。

胎心音：妊娠18~20周以后，用听诊器在孕妇腹壁可听到胎心音。胎心音呈双音，似钟表的"滴答"声，速度较快，每分钟110~160次，且规律，在胎儿背侧听得最清楚。

胎体：妊娠20周后，经腹部可扪到子宫内的胎体；妊娠24周后则可区分胎头、胎臀、胎背及胎儿肢体各部分。

皮肤变化：在孕妇面部、乳头、乳晕及腹壁正中线有色素沉着。

胎产式、胎先露、胎方位★

胎产式：胎体纵轴与母体纵轴的关系称胎产式。两纵轴平行者称纵产式；两纵轴垂直者称横产式；两长纵轴交叉成角度者称斜产式。

胎先露：最先进入骨盆入口的胎儿部分称为胎先露，纵产式有头先露和臀先露，横产式有肩先露。头先露因胎头屈伸程度不同，又分为枕先露、前囟先露、额先露及面先露。临床上多见为枕先露。

胎方位：胎儿先露部的指示点与母体骨盆的关系称为胎方位，简称胎位。枕先露以枕骨、臀先露以骶骨为指示点。如：枕先露时，枕骨位于骨盆左前方，为枕左前位。

产前检查★

1. 询问病史——包括基本情况、推算预产期、了解本次妊娠情况、月经史及孕产史、既往病史、家族史

2. 全身检查——注意发育、营养、体态、身长及有无畸形，测量体重与血压

3. 产科检查

（1）腹部检查：孕妇排尿后仰卧于检查床上，头部稍垫高，露出腹部，双腿略屈曲稍分开，使腹肌放松。检查者站在孕妇右侧进行检查。

①视诊：注意腹形及大小，腹部有无妊娠纹、手术瘢痕及水肿等。

②触诊：用四步触诊法检查子宫大小、胎产式、胎先露、胎方位及胎先露部是否衔接。

③听诊：胎心在靠近胎背上方的孕妇腹壁上听得最清楚。应注意听有无与胎心率一致的吹风样脐带杂音。

（2）骨盆检查：骨盆外测量——间接判断骨盆大小及其形状，操作简便，临床仍广泛应用骨盆测量器测量以下径线。

①髂棘间径：两髂前上棘外缘的距离，正常值为23～26cm。

②髂嵴间径：两髂嵴外缘最宽的距离，正常值为25～28cm。

③骶耻外径：第5腰椎棘突下至耻骨联合上缘中点的距离，正常值为18～20cm。

④坐骨结节间径或称出口横径：测量两坐骨结节内侧缘的距离，正常值为8.5～9.5cm。

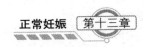

⑤出口后矢状径：为坐骨结节间径中点至骶骨尖端的长度，正常值为 8~9cm。

⑥耻骨弓角度：此角度反映骨盆出口横径的宽度，正常值为 90°；小于 80°为异常。

⑦其他：还包括 B 超、羊水、阴道、肛门检查等。

4. 一般实验室检查——常规检查血红蛋白、红细胞计数、血细胞比容、肝肾功能等

第十四章 ▶ 正常分娩

★★★掌握分娩的概念、临床意义、分娩机制（以枕先露为例）及过程
★★熟悉分娩的临床经过及处理
★了解影响分娩的因素

1. **产力**
  - 子宫收缩力
    - 节律性
    - 对称性和极性
    - 缩复作用
    } 整个产程中起主导作用
  - 腹肌和膈肌的收缩力——第二产程起重要辅助作用
  - 盆底肛和提肌的收缩力——对先露在盆腔内的内旋转起重要作用

2. **产道**
  - 骨产道（真骨盆）
    - 骨盆入口平面
      - 入口前后径：11cm
      - 入口横径：13cm
      - 入口斜径：12.75cm，左右各一
    - 中骨盆平面（最小平面）
      - 中骨盆前后径：11.5cm
      - 中骨盆横径（坐骨棘间径）：10cm
    - 骨盆出口平面
      - 分前三角、后三角两个平面
      - 出口前后径：11.5cm
      - 出口横径（坐骨结节间径）：9cm
      - 出口前矢状径：6cm
      - 出口后矢状径：8.5cm
    - 骨盆轴——骨盆各假想平面中点连线，上段向下向后，中段向下，下段向下向前，胎儿沿此轴线娩出
    - 骨盆倾斜度——60°左右
  - 软产道
    - 子宫下段
    - 宫颈
    - 阴道
    - 骨盆底软组织，会阴

3. 胎儿 { 大小，胎位 / 胎儿畸形

4. **精神因素**

枕先露的分娩机制★★★

分娩机制——胎儿先露部为适应骨盆各平面的不同形态，被动进行一系列的转动，以其最小径线通过骨盆各平面的过程

分娩机制（以枕左前为例）：衔接——下降——俯屈——内旋转——仰伸——复位和外旋转——胎儿娩出

1. **衔接**——胎头颅骨最低点接近或达到坐骨棘水平。衔接意味着没有头盆不称，初产妇在妊娠晚期衔接，经产妇临产后衔接

胎头在子宫内呈半俯屈状态，以双顶径进入骨盆入口，因斜径和横径大于前后径，故衔接时胎头矢状缝多落在斜径或横径，以枕额径（11.3cm）进入骨盆入口。

2. **下降**——胎头沿骨盆轴前进，贯穿整个分娩过程

动力：子宫收缩力

胎头下降程度是判断产程进展的标志。

3. **俯屈**——胎头衔接时呈半俯屈状态，下降至盆底时遇肛提肌阻力，使胎头额部向下、向内进一步俯屈，变胎头衔接时的枕额径为枕下前囟径（9.5cm），使胎儿可以以最小的径线经过骨盆各平面

4. **内旋转**——当胎头到达中骨盆时，为适应中骨盆形态而发生旋转，使其矢状径与中骨盆前后径一致。枕左前位胎头向前转45°，内旋转在第一产程完成

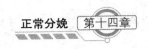

5. 仰伸——胎头下降到阴道外口时，宫缩及腹压迫使胎头继续下降，肛提肌收缩力又将胎头向前推进，当枕骨下部达耻骨联合下缘时，以耻骨弓为支点，使胎头渐仰伸，相继娩出胎额、鼻、口、颏，双肩径沿左斜径进入骨盆入口

6. 复位和外旋转——胎头娩出后，为使胎头与胎肩恢复正常关系，胎头枕部向左旋转45°，称复位；胎肩在宫腔内继续下降，前肩向中线旋转45°，胎儿双肩径转成与出口前后径一致，胎头枕部需在外继续向左旋转45°，以保持胎头与胎肩垂直关系，称为外旋转

7. 胎儿娩出——胎头完成外旋转后，胎头与双肩相继娩出，胎体及胎儿下肢随之顺利娩出

分娩的临床经过及处理★★

1. 分娩的临床经过

（1）先兆临产——在正常分娩发动之前，孕妇可能出现一些症状预示分娩即将开始，称先兆临产

先兆临产征象 {
胎头下降感
假临产（假阵缩）——①宫缩间隔不规律。②强度不大，夜间出现，清晨消失。③持续时间短，不超过30秒
见红——接近分娩时阴道少量血性分泌物排出，见红后24～48小时内临产
}

（2）临产的诊断

临产开始标志★★★——规律而逐渐增强的子宫收缩，持续30秒或以上，间隔5～6分钟，同时伴有进行性宫颈管

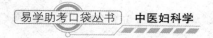

消失，宫口扩张和胎先露下降

（3）产程分期

总产程——从伴有宫口进行性扩张的规律宫缩开始，至胎儿及其附属物完全娩出为止

总产程分期 {

第一产程（宫颈扩张期）——自规律宫缩开始至宫口开全。初产妇 11～12 小时；经产妇 6～8 小时

第二产程（胎儿娩出期）——指宫口开全至胎儿娩出。初产妇 40 分钟～3 小时，平均 50 分钟；经产妇≤1 小时，平均<30 分钟

第三产程（胎盘娩出期）——从胎儿娩出至胎盘娩出。初产妇、经产妇均需 5～15 分钟，不超过 30 分钟

2. 产程各期的临床表现和处理

（1）第一产程（宫颈扩张期）

临床表现 {

规律宫缩：强度不断增加，持续时间逐渐延长（20～30 秒），间隔缩短（5～6 分钟→2～3 分钟）

宫口开大

胎头下降：胎头下降是否顺利是决定能否经阴道分娩的主要条件。以坐骨棘平面为标志

胎膜破裂（破膜）：多发生在宫口近开全或开全时

产程观察
- 子宫收缩：触诊法或胎儿监护仪观察，检查宫缩频率、持续时间和强度
- 宫颈扩张和胎头下降程度：肛门指诊或阴道诊检查，临产初期 2~4 小时查一次，并绘产程图
- 胎心：听诊仪，胎儿监护仪或胎儿心电图测定。正常 120~160 次/分。<120 次/分或>160 次/分，提示缺氧→查找原因，对症处理，如改左侧卧位或吸氧
- 破膜和羊水观察：正常情况下宫口近开全或开全时破膜，此时应立即听胎心，并注意观察，记录羊水性状、颜色、流出量及破膜时间

一般处理
- 产妇临产后进待产室待产
- 详细了解产妇全身情况及产程进展
- 宣讲产程全过程，消除顾虑，指导产妇待产
- 鼓励产妇少量多次饮食，进高热量易消化食物，饮水，2~4 小时排尿一次
- 肥皂水灌肠，促进宫缩，注意初产妇宫口、阴道流血及头盆对称等情况

（2）第二产程

临床表现
- 宫缩加强，间隔 1 ~ 2 分钟，排便感持续 1 分钟，不自主向下用力屏气，会阴逐渐膨隆变薄，肛门松弛
- 胎头拨露——胎头在宫缩时露出阴道口外，间歇期又回缩进阴道内
- 胎头着冠——随产程进展，胎头露出部分逐渐增大，至宫缩间歇也不缩回
- 胎头仰伸娩出→复位，外旋转→胎肩娩出→胎体娩出

产程观察处理
- 胎心：5 ~ 10 分钟听一次，注意胎心率与宫缩关系，若变慢或宫缩后不恢复或恢复缓慢→尽快结束分娩
- 指导产妇用力
- 接产准备：初产妇宫口开全，经产妇扩张 6cm 以上且宫缩规律有力→进产房→清洁消毒→准备接产
- 接产：胎头拨露开始保护会阴，按分娩机制协助胎儿娩出，必要时会阴切开，胎儿娩出后清理呼吸道，断脐

（3）第三产程

临床表现：子宫收缩，胎盘剥离。

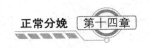

胎盘剥离征象
- 宫体变硬，呈球形，胎盘剥离后降至子宫下段，下段被扩张，子宫体呈狭长形被推向上，子宫底升高达脐上
- 剥离的胎盘降至子宫下段，阴道口外露一段脐带自行延长
- 用手掌尺侧在产妇耻骨联合上方轻压子宫下段，子宫体上升而外露的脐带不再回缩
- 阴道少量流血

产褥期的临床表现与处理

产褥期指从胎盘娩出至产妇全身各器官（除乳腺外）恢复至正常未孕状态所需时间。

1. 产褥期的临床表现

恶露的变化：①血性恶露：色鲜红，包含血液、蜕膜组织及黏液。②浆液性恶露：色淡红，包含少量血液、坏性组织及宫颈黏液，并有细菌。③白色恶露：色白，含大量白细胞及细菌。

乳房变化：分娩后乳腺开始泌乳。

泌尿系统的变化：产褥期，尿量明显增加，扩张的输尿管和肾盂在产后 2～3 周内恢复。

体温：产褥期的体温是正常的，产后 3～4 天乳房充盈时，可有低热，但不超过 38℃。

产后宫缩痛：产褥初期由子宫收缩而引起的疼痛。

2. 产褥期的处理——外阴清洁及护理、观察恶露变化、乳房的处理、休息和活动、排尿与排便、计划生育指导

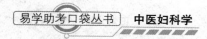

处理 {
协助胎盘娩出

检查胎盘胎膜是否完整

检查软产道：有无裂伤，若有应立即缝合

预防产后出血：产后收集记录产时出血量，正常不超过 300mL。子宫收缩乏力可用缩宫素，按摩子宫加强收缩

产后观察 2 小时，协助首次哺乳，注意子宫收缩，宫底高度，膀胱充盈否，阴道流血量，会阴、阴道有无血肿等
}

 难点提示

（1）分娩机制。

（2）骨盆各平面及其径线。

（3）分娩的临床经过及处理。

第十五章 ▶ 妇科检查及妇产科常用特殊检查

★★★掌握常用特殊检查的临床意义

★★★掌握妇科检查、产前检查的方法与步骤

★★熟悉常用特殊检查及诊断技术的适应证、禁忌证及方法

妇科检查 ★★★

1. 检查方法与步骤

（1）外阴部检查

①外阴发育，阴毛多少，分布情况，有无畸形、赘生物、炎症、溃疡、水肿、萎缩或肿瘤、血肿，以及皮肤色泽有无变化。

②阴道前庭、阴道口、尿道口有无异常。

③处女膜：未婚者：完整未破；经产妇：仅余残痕。

④指导患者向下用力屏气，观察有无阴道前后壁膨出、子宫脱垂、尿失禁等。

（2）阴道窥器检查——根据患者阴道松弛情况，选用合适窥器，未婚者未经本人同意禁作窥器检查

①放置与取出：一手分开两侧小阴唇，暴露阴道口，另一手斜持预先备好的阴道窥器，避开周围敏感区，沿阴道侧后壁缓慢插入阴道内，边向上向后推进边将窥器两叶展开，并逐渐打开至充分暴露宫颈为止。取出时先合拢两叶再取出。

②视诊：

a. 检查阴道黏膜颜色，皱襞多少，有无畸形、纵隔、横隔、结节、肿瘤、赘生物等；注意阴道分泌物量、色、质、味，必要时取分泌物涂片检查。

b. 检查宫颈：大小、色泽、外口形状，有无糜烂、撕裂、外翻、息肉、肿块等。

③双合诊检查：即检查者用一手两指或一指放入阴道，另一手在腹部配合检查的方法。目的在于扪清阴道、宫颈、宫体、附件、宫旁组织和韧带及盆腔内壁有无异常。了解阴道深度、通畅度、弹性，有无瘢痕、狭窄、肿块等；了解宫颈质地，外口是否松弛，有无举痛等；了解子宫位置、大小、

质地、活动度及有无压痛；了解宫旁、附件区有无增厚，包块（位置、大小、质地、形状、活动度等）及压痛。

④三合诊检查：即腹部、阴道、直肠联合检查，一手食指放入阴道，中指放入直肠以替代双合诊时阴道内两指，弥补双合诊的不足，了解极度后位子宫大小、子宫后壁、子宫直肠陷凹、骶骨韧带及盆腔后部病变。

⑤直肠-腹部诊：一手食指放入直肠，另一手在腹部配合检查；适用于无性生活史、阴道闭锁或其他原因不能行双合诊检查者。

2. 记录——将检查结果按解剖部位先后顺序详细记录

外阴：发育，阴毛多少及分布，婚产式。

阴道：是否通畅，有无畸形，黏膜情况，分泌物量、色、质、味。

宫颈：大小，质地，外口形状，有无糜烂、撕裂、息肉、腺囊肿等，有无接触性出血、举痛及摇摆痛等。

宫体：位置，大小，质地，活动度，表面是否平整，有无凸起及压痛。

附件：有无增厚、肿块（位置、大小、形状、质地、表面光滑度、活动度、压痛，与子宫、盆壁的关系），以及压痛。

妇产科常用特殊检查★★★

（一）生殖道细胞学检查

1. 生殖道细胞学检查取材、制片及相关技术

（1）涂片种类及标本采集

1）阴道涂片：了解卵巢或胎盘功能。

①阴道壁刮片法：阴道前壁上三分之一处轻轻刮取分泌物及细胞做涂片，固定、镜检。

②棉签采取法。

2）宫颈脱落细胞学检查：早期发现宫颈癌。

方法：窥器暴露宫颈，以无菌干棉球轻轻拭去宫颈表面黏液，在宫颈外口鳞柱交界处，以宫颈外口为圆心用木质刮板轻轻刮取1周，均匀涂在玻片上，固定、染色、镜检。

3）宫颈管涂片：怀疑宫颈管癌或了解绝经后妇女由于宫颈鳞–柱状上皮交界处退缩到宫颈管内的情况。

方法：拭净宫颈表面分泌物，用小型刮板进入宫颈管内，轻刮1周做涂片。

4）宫腔吸片：怀疑宫腔内恶性病变。

方法：持不同型号塑料管，一端连于干燥注射器，一端送入宫腔底部，上下左右转动方向，轻抽注射器，将吸出物涂片、固定、染色，或可用宫腔灌洗获取细胞，用无菌生理盐水注入宫腔，抽吸洗涤内膜面，收集洗涤液并离心涂片。

5）局部印片：适用于外阴及阴道部位的可疑病灶。

（2）染色方法——巴氏染色法、邵氏染色法、其他改良染色法

（3）辅助诊断技术——免疫组化、原位杂交技术等

2. 正常生殖道脱落细胞的形态特征

（1）鳞状上皮细胞——底层细胞、中层细胞、表层细胞

（2）柱状上皮细胞——宫颈黏膜、子宫内膜细胞、非上皮成分

3. 生殖道脱落细胞在妇科肿瘤诊断中的应用

（1）癌细胞的特征——表现在细胞核、细胞及细胞间关系的改变

（2）宫颈/阴道细胞学诊断的报告形式——感染、反应性

和修复性改变、鳞状上皮细胞异常、腺上皮细胞改变、激素水平的评估

（二）生殖器官活组织检查

1. 外阴活组织检查

（1）适应证：确定外阴色素减退疾病的类型及排除恶性病变、外阴部赘生物或久治不愈的溃疡需明确诊断及排除恶性病变、外阴特异性感染。

（2）方法

①患者取膀胱截石位，消毒外阴，铺洞巾。

②局部浸润麻醉。

③取材：小赘生物——自蒂部剪下或活检钳钳取，局部压迫止血。

病灶面积大——作长 1cm、宽 0.5cm 梭形切口（包括病灶周围的部分正常皮肤，包括皮肤全层及皮下脂肪）——丝线缝合 1~2 针——外敷无菌纱布，5 日后拆线。

（3）禁忌证：外阴急性化脓性感染、月经期、可疑恶性黑色素瘤毒。

2. 阴道活组织检查

（1）适应证：阴道赘生物、阴道溃疡灶。

（2）方法：活检钳咬取可疑部位组织，对表面有坏死的肿物，要取至深层新鲜组织，无菌纱布压迫止血。

（3）禁忌证：急性外阴炎、阴道炎、宫颈炎、盆腔炎及月经期。

3. 子宫颈活组织检查

（1）适应证：宫颈细胞学检查巴氏分级Ⅲ级以上者；有宫颈接触性出血或可疑宫颈癌者；宫颈特异性炎症；宫颈细

胞学检查巴氏分级Ⅱ级，经抗感染治疗后仍为Ⅱ级；TBS分类诊断鳞状细胞异常者。

（2）方法：钳取法：病变明显处钳取；鳞柱交界或正常与异常上皮交界处取材；碘试验着色浅或不着色区域取材。

（3）注意事项：阴道炎应治愈后再活检。妊娠期原则上不进行活检，月经期不宜做活检。

4. 诊断性刮宫术

（1）适应证：异常子宫出血或阴道排液，需排除或证实子宫内膜癌、宫颈管癌者；月经失调，需了解子宫内膜变化及其对性激素的反应者；不孕症，了解有无排卵；疑有子宫内膜结核者；因宫腔残留组织或子宫内膜脱落不全导致长时间大量出血者。

（2）禁忌证：急性或亚急性生殖道炎症；疑有妊娠要求继续妊娠者；急性或严重的全身性疾病；手术前体温大于37.5℃者。

（3）方法

1）排空膀胱后取膀胱截石位，消毒外阴、阴道，铺无菌洞巾，复查子宫大小、位置，放置阴道窥器，暴露宫颈，再次消毒宫颈、阴道，宫颈钳钳夹固定宫颈前唇。

2）子宫探针探查子宫方向及宫腔深度，若宫腔内口过紧，可用宫颈扩张器扩张宫颈至小号刮匙能进为止（若行分段诊刮术，此步移至第3步之后）。

3）取盐水纱布一块置于阴道后穹隆，以小号刮匙搔刮宫颈管一周，取出纱布将其上积存的宫颈管组织全部装瓶，固定并标记（分段诊刮：疑有宫颈管病变者；区别宫颈管与宫内膜病变）。

4）另取盐水纱布一块置于阴道后穹隆，顺序搔刮宫腔内组织，尤应注意宫角部及宫底部，取出纱布，将其上组织固定于另一小瓶，标记并送病检。

5）检查无活动性出血，取下宫颈钳，再消毒宫颈阴道，取出阴道窥器，术毕。

（4）注意事项

1）不孕症或功血者，应在月经前或月经来潮 12 小时内诊刮，以判断有无排卵或黄体功能不良。

2）术前查清子宫位置及大小，术中注意无菌操作，轻柔操作，切忌反复刮宫。

3）双子宫、双角子宫或纵隔子宫，应将两处宫内膜全部刮除。

4）术前有阴道出血者，术前术后应予预防感染治疗。

5）术后 2 周内禁止性生活、盆浴。

5. 其他检查——诊断性子宫颈锥切术

（三）输卵管通畅检查

1. 输卵管通液术

（1）适应证：不孕症，男方精液正常，疑有输卵管阻塞者；检验和评价输卵管绝育术，输卵管再通术或输卵管成形术的效果；对输卵管黏膜轻度粘连有疏通作用。

（2）方法

1）患者取膀胱截石位，外阴、阴道常规消毒后铺无菌巾双合诊了解子宫位置及大小。

2）放置阴道窥器充分暴露宫颈，再次消毒阴道穹隆及宫颈，以宫颈钳钳夹宫颈前唇。

3）沿宫腔方向置入通液管，并使其与宫颈外口紧密相贴。

4）将注射器与宫颈导管连接，并使宫颈导管内充满无菌生理盐水。

（3）注意事项

手术时间为月经干净后 3~7 天；禁性生活；术前必须确定无内、外生殖器官炎症。

2. 输卵管造影术

（1）适应证：检查子宫的大小形态，特别是用以观察有无子宫畸形与子宫发育不全。检查子宫病变的病理性质，如肿瘤、结核、炎症；检查子宫腔有无异物存在，包括胎盘及节育环；检查输卵管的病变，如炎症、积水、结核性病变等；间接推断卵巢肿瘤及其他盆腔内肿瘤的存在。

（2）方法

1）沿宫腔方向将通液导管置入宫颈管内。

2）注入 40% 碘化钠或泛影葡胺。

3）在 X 线透视下观察药物流经输卵管情况并宫腔情况并摄片。

（3）注意事项：注入造影剂时避免因空气进入造成充盈缺损，引起误诊；避免子宫损伤及穿孔，造影后 2 周禁盆浴及性生活等。

3. 其他检查——妇产科内镜输卵管通畅检查

（四）穿刺检查

1. 经阴道后穹隆穿刺术

（1）适应证：明确子宫直肠凹陷积液的性质；明确贴近阴道后穹隆的肿块的性质。

（2）方法

1）排空膀胱后取膀胱截石位，消毒外阴、阴道，铺无菌洞巾，复查子宫大小、位置，放置阴道窥器，暴露宫颈、阴道后穹隆，再次消毒宫颈阴道，宫颈钳钳夹固定宫颈后唇向上提拉，充分暴露阴道后穹隆。

2）以 18 号腰椎针连接 10mL 注射器，于宫颈后唇与阴道后壁之间，取与宫颈平行而稍向后的方向刺入 2～3cm，边抽吸边拔出针头，若为肿块，则于最突出或囊感最显著部位穿刺。

3）抽吸完毕，拔针，若有渗血，无菌纱布压迫止血，血止后取出阴道窥器。

（3）禁忌证：盆腔严重粘连，直肠子宫陷凹被较大肿块完全占据，并已凸向直肠者；临床高度怀疑恶性肿瘤者等；疑有肠管与子宫后壁粘连者。

2. 经腹壁腹腔穿刺检查

（1）适应证：明确腹腔积液的性质；鉴别贴近腹壁肿物的性质；放暖水；腹腔化疗。

（2）方法

1）术前患者应排空膀胱，一般取仰卧位，穿刺点一般选择在脐与左髂前上连线中、外 1/3 交界处。

2）常规消毒铺无菌巾，可于穿刺点局麻。

3）穿刺针垂直刺入皮肤，入腹腔时有阻力突然消失的感觉，穿刺完毕后，拔出穿刺针，局部盖以无菌纱布。

（3）禁忌证：腹腔内严重粘连，疑为巨大卵巢囊肿。

（4）注意事项：术中密切观察患者，如有头晕、心悸、恶心、气短、脉搏增快及面色苍白等，应立即停止操作，并进行适当处理。放液不宜过快、过多，一般每小时放液量不超过 1000mL，一次放液不超过 4000mL，术后卧床休息 8～12

小时，给予抗生素预防感染，严格无菌操作，以防止腹腔感染。

（五）基础体温测定

基础体温（BBT）：机体处于静息状态下的体温。

（1）方法：每日清晨醒后，不说话，不起床，不活动，将体温表放于舌下测定口腔体温5分钟，每日测量时间固定，一般需连续测3个月经周期。

（2）临床应用：指导避孕和受孕，协助诊断妊娠及月经失调。

（六）女性内分泌激素测定

1. 下丘脑促性腺激素释放激素（GnRH）测定——主要分为 GnRH 兴奋试验和氯米芬试验

2. 垂体促性腺激素（Gn）测定

（1）方法：生物测定法、体外生物测定、放射免疫测定法。

（2）应用：闭经——垂体性 Gn 下降；卵巢性 Gn 上升。卵巢功能不足 Gn 上升。多囊卵巢综合征：LH/FSH 大于3。诊断性早熟。

3. 垂体泌乳素（PRL）测定

（1）方法：放射免疫测定。

（2）应用：PRL 下降→垂体肿瘤，空蝶鞍。

PRL 上升→下丘脑疾病，颅咽管瘤，原发性甲减，闭经，溢乳综合征，PCOS，卵巢早衰，黄体功能欠佳，药物作用（氯丙嗪、避孕药、利血平等），神经精神刺激，长期哺乳。

4. 卵巢性激素测定

（1）雌激素

方法：放射免疫法。

应用：①判断闭经原因：E 符合月经周期变化——子宫性；E 持续在早卵泡期或更低水平——卵巢性或更上级。②诊断无排卵：E 持续在早、中卵泡期水平。③监测卵泡发育。④诊断女性性早熟。⑤检测胎儿——胎盘单位功能。

（2）孕激素

应用：监测排卵、检测黄体功能、了解妊娠情况。

5. 雄激素测定

应用：协助诊断卵巢男性化肿瘤、多囊卵巢综合征、肾上腺皮质增生或肿瘤、两性畸形的鉴别等。

6. 人绒毛膜促性腺激素测定

应用：诊断早期妊娠、异位妊娠、妊娠滋养细胞肿瘤的诊断和监测、性早熟和肿瘤。

（七）肿瘤标志物检查

主要包括癌抗原 125、NB70/K、糖链抗原 19-9 甲胎蛋白、癌胚抗原、鳞状细胞癌抗原。

（八）影像学检查

1. 超声检查——B 型超声显像法、多普勒法、三维超声诊断

（1）鉴别增大子宫。

子宫肌瘤——边缘明显的实质性暗区。

妊娠子宫——增大子宫中有妊娠环。

葡萄胎——子宫前后壁间弥散小点或飞雪型。

（2）鉴别胎儿存活或死亡：早期有无妊娠环，中期后有无胎动或胎心搏动。

（3）胎儿头径的测量。

（4）探测多胎妊娠。

（5）探测胎儿畸形：脑积水、无脑儿等。

（6）胎盘定位。

（7）探测羊水量。

（8）探测宫内节育器。

（9）盆腹腔包块的定位和/或定性。如卵巢肿瘤，巨大卵巢囊肿。

2. 其他检查——X线检查、计算机体层扫描、磁共振成像检查、正电子发射体层显像

难点提示

（1）妇科盆腔检查的步骤及方法。

（2）产科检查的内容。

（3）各项常用诊断技术的方法及其临床应用、意义。

第十六章 ▶ 计划生育

★★★掌握各类避孕药物的用法及不良反应的处理原则

★★★掌握宫环出血、流产术后出血不良反应的中医治疗

★★熟悉宫内节育器的放置术、取出术后及安全期避孕法

★★熟悉人工流产的适应证、禁忌证及并发症的处理原则

★★熟悉药物流产的使用方法

★★熟悉宫环出血、流产术后出血不良反应的病因病机、临床表现及诊断

★了解常用避孕方法的原理、人工流产的操作方法、经腹输卵管结扎术的手术操作步骤及方法

第一节 避 孕

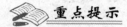 **重点提示**

一、工具避孕法

宫内节育器★★

1. 适应证——育龄期已婚妇女，要求放置宫内节育器而无禁忌证者

2. 禁忌证
- 妊娠或可疑妊娠者
- 生殖器官急性炎症
- 人工流产、分娩或剖宫产后疑有妊娠组织物残留或感染可能者
- 宫颈过松、重度裂伤、重度狭窄者
- 生殖器官肿瘤、畸形，宫腔过大或过小，重度子宫脱垂者
- 严重的全身疾患
- 近 3 个月内有月经不调、阴道不规则流血
- 有铜过敏史者，禁用带铜节育器

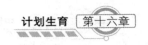

3. **放置时间**

- 月经干净 3~7 天为宜，无性交
- 人工流产术后可立即放置；自然流产于转经后放置，药物流产 2 次正常月经后放置
- 产后 42 日恶露已净，会阴伤口愈合，子宫恢复正常
- 剖宫产术后满半年；哺乳期应排除早孕后放置
- 性交后 5 日内放置为紧急避孕方法之一
- 含孕激素 IUD 在月经第 3 日放置

4. **宫内节育器的选择与消毒**

表 16-1　宫内节育器的选择

宫腔深度（cm） IUD 种类及型号	5.5~6.5	6.6~7.0	7.1~7.5	7.6~8.5	>8.6
金属环	18（小号）	20（中号）	22（大号）		24（特大号）
节育花	26 型		28 型		
T 形 IUD	26 型		28 型		
V 形 IUD	小号	大号			

注：子宫腔小于 5.5cm 或大于 9cm 者不宜放环

表 16-2　节育器的消毒

IUD 种类	消毒方法	时间
金属环	煮　沸	
	高压消毒	
	75% 乙醇浸泡	30 分钟以上

续表

IUD 种类	消毒方法	时间
带尼龙尾丝 IUD	75% 乙醇浸泡	30 分钟以上
带塑料 IUD	1‰苯扎溴铵浸泡	30 分钟以上
混合型 IUD	2.5% 碘酊浸泡	5 ~ 10 分钟
硅胶类 IUD	75% 乙醇浸泡	30 分钟以上
带铜 IUD		

5. 放置方法

（1）受术者排空膀胱后，取膀胱截石位。

（2）依次以肥皂水、碘伏液冲洗，消毒外阴、阴道后，铺臀下无菌治疗巾。

（3）术者戴无菌手套、袖套，按常规消毒外阴、阴道后，铺无菌腿套及无菌洞巾。

（4）双合诊复查子宫位置、大小及附件情况。

（5）阴道窥器扩张阴道，暴露宫颈，再次消毒阴道及宫颈。

（6）以宫颈钳钳夹宫颈前唇，稍向外牵拉，以子宫探针探子宫屈向及子宫深度，并据此选择宫内节育器型号。

（7）将宫内节育器放于放置器上，轻轻送到宫底，然后轻轻退出放置器。

（8）如有尾丝者在距宫口 2cm 剪断尾丝。

（9）观察无出血取下宫颈钳，退出阴道窥器，术毕。

如有中度宫颈糜烂或阴道清洁度不良者，术前适当治疗，术后酌情给予消炎药物预防感染。

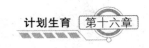

6. 注意事项

> 严格无菌操作，1 次到位，术后休息 3 天，
> 2 周内禁止盆浴和性生活，保持外阴部清
> 洁，1 周内不做过重的体力劳动
> 定期随诊：术后 1 个月、3 个月、半年、
> 1 年各复查 1 次，以后每年复查 1 次

7. 节育器的取出与置换

表 16-3　节育器的放置期限

节育器类型	使用期限（年）
不锈钢金属节育器	20
塑料或硅胶节育器	3～5
带铜节育器	3～5
带铜套节育器	10～15
带孕酮节育器	10

（1）取器指征

> 放置期限已满需更换者
> 计划再生育者
> 因副反应治疗无效者或出现并发症者
> 节育器变形、嵌顿或异位者
> 改用其他避孕措施或绝育者
> 带器妊娠者
> 绝经 1 年者或丧偶、离婚者

（2）取器时间：一般在月经干净后 3～7 天为宜；因出血多需取器则随时可取。

（3）取器方法：有尾丝者，可不进宫腔，以血管钳夹住尾丝轻轻牵引取出。无尾丝者，先用探针在宫腔内探清环的位置，以长直血管钳放入宫颈管内夹住 IUD 纵杆牵引取出，如是金属单环,用取环器钩住环的下缘轻轻拉出。

如取器困难,可在 B 超监护下操作。

(4)更换节育器:取出旧器后立即放置或下次月经干净后放置。

8. 宫内节育器的并发症及处理

表 16-4　宫内节育器的并发症及处理

宫内节育器的并发症	诊断要点	处理
宫内节育器嵌顿	下腹坠痛,治疗无好转不规则阴道流血;取器困难;B 超或子宫碘油造影显示嵌顿	嵌于子宫内膜——刮除内膜后取器
		嵌于浅肌层——子宫口钳住节育器轻轻外拉
		金属单环或麻花环——取环钩钩住下缘,牵出环丝,自一侧近端剪断,牵拉另一侧将环丝抽出
		嵌于深肌层或浆膜下——开腹取出
子宫穿孔	术中急性腹痛;探针在宫腔内未探及节育器;宫腔深度大于术前测量值;腹部透视:节育器距宫腔甚远;B超:节育器位于宫腔外	穿孔并有急腹症者——立即剖腹取器并修补子宫;事后确诊者——穹隆切开术、腹腔镜或开腹手术取器;盆腔炎有放取节育器史,临床症状、体征同盆腔炎者,应先治疗盆腔炎
盆腔炎	有放取节育器史;临床症状、体征同盆腔炎	同盆腔炎的治疗

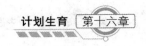

9. 宫内节育器副反应的预防及处理

表 16-5　宫内节育器副反应的预防及处理

宫内节育器副反应	预防及处理
月经过多和不规则出血	移位——取器
腰酸下腹坠痛	吲哚美辛，25mg，qd
	颠茄片，8mg，tid
	祛痛片，0.5g，bid
	地西泮，2.5g，bid

二、药物避孕法

适应证——凡身体健康、愿意避孕且月经基本正常的育龄期妇女均可使用★★

禁忌证★★

（1）严重心血管疾病。

（2）急、慢性肝炎或肾炎。

（3）血液病或血栓性疾病。

（4）内分泌疾病，如糖尿病需用胰岛素控制者、甲状腺功能亢进者。

（5）恶性肿瘤、癌前病变、子宫或乳房肿块患者。

（6）哺乳期不宜服用，以免乳汁减少。

（7）产后未满半年或月经未来潮者。

（8）月经稀少或年龄>45 岁者；年龄>35 岁的吸烟妇女不宜长期使用，以免卵巢功能早衰。

（9）精神病生活不能自理者。

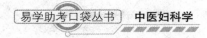
（10）严重偏头痛，反复发作者。

药物种类及使用方法★★★

表 16-6　避孕药物使用方法

药物种类		组成	使用方法
短效避孕药	口服避孕药1号	炔诺酮0.625mg+炔雌醇0.035mg	月经第5天起，每晚1片，连服22天，如漏服，应在24小时内补服；停药7天未潮者，以此日开始下一周期服药；连续3月停药未潮者，需停药检查
	口服避孕药2号	甲地孕酮1mg+炔雌醇0.035mg	
	复方避孕药0号	甲地孕酮0.5mg+炔诺酮0.3mg+炔雌醇	
	复方去氧孕烯片	去氧孕烯0.15mg+炔雌醇30μg	
	复方孕二烯酮片	炔雌醇0.03mg+孕二烯酮0.075mg	
	炔雌醇环丙孕酮片	醋酸环丙孕酮2mg+炔雌醇0.035mg	
	屈螺酮炔雌醇片	屈螺酮3mg+炔雌醇0.03mg	
	左炔诺孕酮炔雌醇片	黄：左炔诺孕酮0.125mg+炔雌醇0.03mg 白：左炔诺孕酮0.075mg+炔雌醇0.04mg 棕：左炔诺孕酮0.05mg+炔雌醇0.03mg	先服棕色片6日，继服白色片5日，最后服黄色片10日；其余使用方法同上

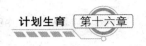

续表

药物种类		组成	使用方法
长效口服避孕药	复方 18 - 甲基炔诺酮	18 - 甲基炔诺酮 12mg+炔雌醚 3mg	月经来潮第 5 天中午服 1 片,隔 20 天服第 2 片,以后每隔 28 天服 1 片,头 3 个月加服长效雌激素(内含炔雌醚 0.3mg)1 片
	复方炔雌醚	炔雌醚 3.3mg+氯地孕酮 15mg	月经来潮第 5 天服 1 片,隔 20 天服第 2 片,以后每隔 30 天服 1 片
	复方16-次甲基氯地孕酮	炔雌醚 3mg + 16 - 次甲基氯地孕酮 10mg	同复方炔雌醚
	三合一片	炔雌醚 2mg+氯地孕酮 6mg+18 - 甲基炔诺酮 6mg	月经来潮第 5 天服 1 片,第 10 天服第 2 片,以后按第 1 次服药日期每月服 1 片
长效注射避孕针	避孕针 1 号	已酸孕酮 250mg+戊酸雌二醇 5mg	第 1 周期于月经周期第 5 天和第 12 天各肌肉注射 1 支;第 2 周期开始均于月经来潮的第 10 ~ 12 天注射 1 支
	复方庚炔诺酮避孕针 1 号	炔诺酮庚酸酯 80mg+戊酸雌二醇 5mg	同避孕针 1 号
	复方甲地孕酮避孕针	甲地孕酮 25mg + 雌二醇 3.5mg	月经周期第 5 天和第 12 天各肌肉注射 1 支,以后每个月经来潮的第 12 天注射 1 支

续表

药物种类		组成	使用方法
紧急避孕药	复方18-甲基炔诺酮	炔雌醇0.1mg+炔诺酮10mg	在无防护的性交后72小时内服用，1次口服，12小时后同样剂量再服1次
	单纯孕激素左旋18-甲基炔诺酮	左旋18-甲基炔诺酮0.75mg	同复方18-甲基炔诺酮使用方法
阴道局部用避孕药	避孕药膜	烷苯聚氧醇50mg	性交前对折2次揉成团送入阴道深处，待35分钟溶解后再性交
	避孕药片	苯基聚乙二醇醚60mg	性交前塞入阴道深处1片，待5~10分钟溶解后再性交
	避孕药膏	醋酸苯汞90mg+对羟基苯甲酸乙酯50mg/100g药膏	使用时将膏挤入专用注入器内约10g，性交前取仰卧位，将注入器缓缓插入阴道深部再后退少许至相当于宫颈附近时推药，边注药边将注入器退出阴道
缓释避孕药	国产Ⅰ型	6根硅胶囊，长3.4cm，直径2.4cm，每根含18-甲基炔诺酮36mg	皮下埋植避孕法：（国产Ⅰ型、Ⅱ型）月经周期第7天内在上臂内侧行皮下扇形插入。中途希望生育时，可随时去除，生育力恢复迅速；每只环可持续使用1年
	国产Ⅱ型	2根硅胶囊，长4.4cm，直径2.4cm，每根含18-甲基炔诺酮75mg	
	缓释阴道避孕环	250mg甲地孕酮	

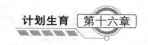

药物副反应及治疗★★★

表16–7　避孕药物副反应及治疗

药物副反应	症状	处理
类早孕反应	恶心、头晕、乏力、食欲不振、呕吐等，轻者2～3个月能自然消失或减轻	重者：抗副反应片（含奋乃静0.5～5mg、咖啡因30mg、维生素 B_6 30mg、颠茄8mg、溴化钾50mg），1片，qN；或维生素 B_6 10mg，tid；或维生素C 100mg，tid
闭经		黄体酮20mg，肌注，qd，3d，连续闭经3个月经周期以上者应停药，改用其他方法
体重增加		不影响健康，只要均衡饮食，减少盐分摄入，适当运动，可减少此副作用
色素沉着		少数妇女颜面部皮肤出现淡褐色色素沉着，停药后多数会自然减轻或消失，无须处理
突破性出血		月经前半周期出血且量不多——每晚加服炔雌醇1片，到第22天同时停药；月经前半周期出血且量多——每晚加服炔雌醇2片，到第22天同时停药；月经后半周期出血且量不多——每晚加服孕激素1片，到第22天同时停药；月经后半周期出血且量多，如月经或接近月经量——停止服药，出血第5天重新服药
其他	如头痛、乳胀、性欲降低、食欲增强、皮疹瘙痒	对症处理，必要时停药

注意事项★★
- 阴凉、干燥保存
- 按时服用，漏服于次晨补服
- 定期检查乳房，如有肿块应停药
- 用药期间应注意其他药影响
- 停用长效药时应改用短效药 1~2 个月过渡
- 哺乳期妇女宜在产后 6~8 个月开始服药
- 停药半年以上再妊娠

三、其他避孕法

1. 紧急避孕

（1）紧急避孕药——复方左炔诺孕酮片、左炔诺孕酮片、米非司酮片

（2）其他方法——紧急放置带铜宫内节育器

2. 外用避孕药具

外用避孕药具还包括阴茎套、女用避孕套、阴道杀精剂等

3. 安全期避孕法

确定排卵期：根据基础体温测定、宫颈黏液检查、月经周期规律（月经周期规律 28~30 天，预期下次月经前 14 天排卵）确定排卵期。易孕期：排卵前后 4~5 天内。

安全期：除外易孕期的其余时间。

第二节　绝　育

输卵管绝育术是通过手术将输卵管结扎或用药物粘连堵塞输卵管管腔，使精子和卵子不能相遇而达到绝育目的的方法。

一、经腹输卵管结扎术

适应证★

（1）已婚妇女，夫妇双方自愿绝育且无禁忌证者；

（2）患有严重全身疾病或有严重遗传疾病不宜生育者。

禁忌证★

（1）24小时内体温两次达到37.5℃或以上；

（2）全身情况不良不能接受手术者；

（3）严重的神经官能症或对绝育手术有顾虑者；

（4）感染，如全身性急性感染性疾病、急慢性盆腔炎、腹壁皮肤感染等。

手术时间★

（1）非妊娠期，以月经干净3~7日为宜。

（2）人工流产或分娩后28小时内。

（3）剖宫产及其他腹部手术同时进行。

（4）哺乳期或闭经妇女应在排除妊娠后施行。

手术步骤★

（1）做好术前准备、相关检查、解释咨询。

（2）排空膀胱后取仰卧位，手术野按常规消毒铺巾。

（3）在下腹正中耻骨联合上3~4cm处做2~3cm纵切口；产后则在宫底下2~3cm做纵切口。

（4）寻找并确认输卵管。

（5）结扎输卵管，夹持输卵管，在输卵管峡部浆膜下注射利多卡因使浆膜膨胀，用尖刀切开膨胀的浆膜层，再用弯蚊钳游离该段输卵管并剪除1cm，结扎、缝合。

并发症★

并发症包括出血或血肿、感染、损伤邻近器官、绝育失败等。

二、腹腔镜下输卵管绝育术

禁忌证★

禁忌证包括腹腔粘连、心肺功能不全、膈疝等，余同经腹输卵管结扎术。

手术步骤★

（1）术前准备同经腹输卵管结扎术，受试者应取头低臀高仰卧位。

（2）采用局麻、连续硬膜外麻醉或静脉全身麻醉。脐孔下做1cm横弧形切口，将气腹针插入腹腔，充CO_2 2～3L，放置腹腔镜。

（3）镜下将弹簧夹与硅胶环置于输卵管峡部，阻断输卵管通道，也可采用双极电凝烧灼输卵管峡部1～2cm。

（4）术后静卧4～6小时方可下床活动，观察生命体征。

第三节　避孕失败的补救措施

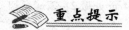 重点提示

一、手术流产

（一）负压吸引术

适应证：★★

妊娠10周内要求终止妊娠而无禁忌证者；妊娠10周内

因某种疾病而不宜继续妊娠者。

禁忌证★★

（1）生殖道炎症。

（2）各种疾病的急性期，或严重的全身性疾病不能耐受手术者。

（3）术前两次体温在 37.5℃ 以上者。

术前准备★

（1）详细询问病史，如月经史、孕产史、避孕史等，进行全身及妇科检查

（2）检查心、肺，测量血压、体温脉搏等。

（3）排空膀胱，做血或尿 HCG、B 超监测肯定诊断，确定妊娠月份大小并了解生殖器基本情况。检查白带常规、血常规、凝血功能。

（4）认真消毒外阴及阴道，方法同放环术。

手术步骤与方法★

（1）1～6 同放环手术操作。必要时可在宫颈管内量 1% 利多卡因溶液麻醉。

（2）扩张宫颈管：用宫颈扩张器以执笔状逐号轻轻扩张宫口，扩大至比所用吸管大半号到 1 号。

（3）依子宫大小选择适当的吸管及负压。

（4）吸宫：将吸管与术前准备好的人工流产吸引器装置连接；依子宫方向徐徐探入宫腔，达宫底部后退出少许；开动人工流产器将吸管在宫腔内顺序旋转并反复上下移动，直至将宫腔内妊娠物全部吸出为止。

（5）用小号刮匙轻轻搔刮宫腔一周，应特别注意宫底及两侧子宫角部，检查是否已吸刮干净。一般吸净后即不再流血，仅见少量血性泡沫。

（6）最后再用探针检查宫腔深度（如需放环者，可按常规操作放环）。

（7）仔细检查吸出物，确定绒毛的存在，并测量失血量。

（二）钳刮术

适用于妊娠 10～14 周，通过机械或药物方法使宫颈松软，然后用卵圆钳钳夹胎儿及胎盘，但易造成出血多、宫颈裂伤、子宫穿孔、羊水栓塞等并发症。现在多用药物使胎儿排出后再进行清宫。

人工流产并发症的诊断与防治 ★★

表 16-8　人工流产并发症的诊治

人工流产并发症	诊断要点	预防及治疗
人流综合征	头晕、恶心、呕吐、面色苍白、出冷汗甚至晕厥，心率减慢<60/分钟，心律不齐，血压下降	预防：手术动作宜轻柔；扩张宫颈缓慢；负压不宜过高，勿反复、过度吸刮；过于紧张者术前予止痛处理。治疗：平卧休息；心率过缓者予阿托品 0.5mg，记录并吸氧

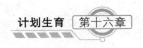

续表

人工流产并发症	诊断要点	预防及治疗
子宫穿孔	无底感，宫腔深度超过应有深度吸引过程中突感阻力消失或有突破感、无底感，腹痛剧烈，甚者内脏牵拉感、内出血或腹膜刺激征象，吸出物有脂肪、肠管等组织	子宫穿孔较小，穿孔后无吸引操作，症状较轻，宫腔内容物已清除干净，无内出血征象——保守治疗（卧床休息，加强宫缩、止血、抗感染治疗，严密观察血压、脉搏、体温及有无腹痛、内出血等征象）。上述征象在胚胎未吸出前发生——换有经验医师避开穿孔部位完成吸宫术后保守治疗；有内出血或内脏损伤征象——剖腹探查
人流不全	术后阴道持续或间断出血超过 10 天或出血量大于月经量，夹有黑血块或烂肉样组织，术后出现腰酸、腹痛、下坠感，阵发性腹痛后出血增加，妇检子宫稍大、较软，宫口松弛、HCG 阳性或未降至正常，B 超示宫腔内有组织残留	流血不多——抗生素+中药；流血多——清宫+抗生素+缩宫剂；合并大出血、休克——抢救休克，好转后清宫；伴有急性感染——应用大量抗生素，轻轻夹出大块组织，感染控制后清宫

续表

人工流产并发症	诊断要点	预防及治疗
宫颈或颈管内口粘连	术后闭经或月经过少，伴周期性下腹坠胀、肛门坠胀感，子宫稍大、压痛，宫颈举痛及附件压痛明显，探针探宫腔不顺利，进入后流出暗紫色血液；继发不孕或反复流产或早产；子宫碘油造影：宫腔狭窄或充盈缺损或不显影；宫腔镜可观察粘连部位、形态及萎缩内膜面积	预防：避免负压过高；吸管进出宫颈口不带负压；疑感染尽早使用抗生素治疗；宫颈内口粘连——探针分离后宫颈扩张器扩张至 7～8 号；宫腔粘连——探针或 4 号扩张器伸入宫腔摇摆分离；或宫腔镜下直视分离，然后置入宫内节育器，口服己烯雌酚1mg/d，连续 20 天，2 个周期抗生素预防感染
人流术后感染	术后 2 周内出现下腹疼痛、发热、腰痛、阴道分泌物浑浊，白细胞增高，以中性粒细胞为主；妇检：子宫体稍大而软、压痛，双侧附件增厚或有包块，压痛明显	预防：严格把握适应证；术中注意无菌操作；术后注意外阴卫生；禁性交 1 个月。治疗：使用广谱抗生素 1 周以上

二、药物流产

米非司酮配伍前列腺素药物★

适应证★
- 正常宫内妊娠孕 7 周以内，自愿要求药物终止妊娠 18～40 岁的健康妇女
- 超声确诊为宫内妊娠且胎囊最大径线≤2.5cm
- 高危人流对象
- 对手术流产有恐惧心理者

肾上腺疾病或与内分泌有关的肿瘤、肝肾功
能异常、妊娠期皮肤瘙痒、血液病和血栓
性疾患、甾体激素有关肿瘤

心血管系统疾病、青光眼、胃肠功能紊乱、哮
喘、高血压及贫血患者、癫痫等

禁忌证 ★ 过敏体质者

带器妊娠或疑宫外孕者

妊娠剧吐

生殖器官急性炎症

长期服用抗结核、抗癫痫、抗抑郁、抗前列
腺素药物

给药方法 ★★

（1）顿服法：用药第一日顿服 200mg；服药的第 3 日早
上口服米索前列醇片 0.6mg，前后空腹 1 小时。

（2）分服法：150mg 米非司酮分次口服，服药第 1 日晨
服 50mg，8～12 小时后再服 25mg；用药第 2 日早晚各服米非
司酮 25mg；第 3 日上午 7 时再服 25mg。每次服药前后至少
空腹 1 小时。服药第 3 日服药米非司酮后 1 小时服米索前
列醇。

用药后观察血压、脉搏、腹泻次数、腹痛程度、阴道出
血时间、出血量及有无胚囊排出等。出血时间长为其主要副
反应，出血量多者需急诊刮宫。

效果评价 ★ 完全流产

不全流产

失败

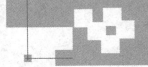

附录

模拟试卷

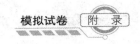

模拟试卷（一）

一、名词解释（每题 2 分，共 10 分）

1. 不孕症

2. 子肿

3. 的候

4. 五不女

5. 阴茧

二、填空题（每空 0.5 分，共 10 分）

6. 月经产生是 _____，_____，_____，_____协调作用于胞宫的生理现象。

7. 成年子宫长约 _____，宽约 _____，厚约_____。

8. 月经病的治疗原则重在 _____，采用、_____、_____、_____、_____法。

9. 产后乳少，乳汁清稀，脉虚细，证属_____，方用_____。

10. 经断复来辨出血的 _____ 及 _____是辨本病属_____、_____属的关键。

三、是非题（正确的打"√"，错误的打"×"，每题 1 分，共 10 分）

11. 盆腔炎是泛指盆腔内器官及其周围结缔组织和腹膜的炎症。（ ）

12. 根据不同年龄阶段，一般认为，青年重脾，中年重肝，老年重肾。（ ）

13. 妊娠期间发生的疾病称为妊娠病。（　）

14. 产后血劳发病的原因是阴血暴脱，脑髓失养，脏器虚损成劳。常见脾肾虚损和气虚血瘀两个证型。（　）

15. 恶露不绝的发病机理是冲任为病，气血运行失常。（　）

16. 难产病因归纳起来有产力异常、产道异常、胎儿胎位异常。（　）

17. 子淋是指妇女以尿频尿急、淋沥涩痛等症状为主的疾病。（　）

18. "闭经"之疾临床以虚证为多。（　）

19. 妇女的主要生理特点是经、带、产、乳。（　）

20. 易黄汤用于治疗脾虚带下。（　）

四、选择题（每题1分，共40分）

（一）A1型题

21. 《妇人大全良方》医著的作者是（　）

    A. 陈自明　　　　　　B. 郭稽中

    C. 朱端章　　　　　　D. 杨子健

    E. 吴谦

22. 产后腹痛因瘀血所致者，称为（　）

    A. 胞阻　　　　　　　B. 息胞

    C. 儿枕痛　　　　　　D. 转胞

    E. 瘀阻

23. 下列病证哪一项与肝郁气滞无关（　）

    A. 月经先后无定期　　B. 经行吐衄

    C. 绝经前后诸证　　　D. 产后缺乳

    E. 不孕症

24. 《金匮要略·产后病脉证并治》新产三病是指（　　）

    A. 腹痛，汗出，低热

    B. 痉，郁冒，大便难

    C. 腹痛，呕逆，下利

    D. 腹痛，血晕，小便不通

    E. 大便结，盗汗，自汗

25. 子宫的藏泻作用主要是指（　　）

    A. 生殖之精　　　　　　B. 津液

    C. 水湿　　　　　　　　D. 月经

    E. 带下

26. 闭经的治疗原则是（　　）

    A. 以通为主　　　　　　B. 以补为主

    C. 以调为主　　　　　　D. 以攻为主

    E. 以上都不是

27. 产后小便不通气虚证的治疗主方是（　　）

    A. 参苓白术散

    B. 举元煎加通草、茯苓

    C. 补中益气汤去升麻加桔梗、通草、茯苓

    D. 益气导溺汤

    E. 茯苓导水汤

28. 清肝止淋汤对经间期出血属湿热证有效，其出于（　　）

    A. 《景岳全书·妇人规》

    B. 《证治准绳·女科》

    C. 《傅青主女科》

    D. 《千金要方》

    E. 《医宗金鉴·妇科心法要诀》

29. 临床上若年龄为 45～55 岁，妇女月经紊乱，渐停闭后出现烘热汗出、潮热面红等症状时，测血中性激素水平，符合下列哪一组则可诊为绝经前后诸证（　）

    A. 血中 E_2 水平下降，FSH 稍增高，LH 正常

    B. 血中 E_2 下降，FSH 正常，LH 增高

    C. 血中 E_2 下降，FSH、LH 均未见明显改变

    D. 血中 E_2 下降，FSH、LH 均升高

    E. 血中 E_2 下降，FSH/LH≥3，PRL 升高

30. 绝经妇女骨质疏松症易发生在绝经后（　）

    A. 1～2 年   B. 3～4 年

    C. 5～6 年   D. 10 年以内

    E. 与以上无关

（二）A2 型题

31. 患者多次发生经间期出血，此次阴道出血量稍多，色深红，质黏腻，无血块，平素带下量多色黄，时现异味，小腹隐痛，神疲乏力，胸闷烦躁，纳呆腹胀，小便短赤，舌红苔黄腻，脉滑数，辨属何证（　）

    A. 脾虚证   B. 血瘀证

    C. 肝郁证   D. 血热证

    E. 湿热证

32. 某女士，45 岁，因双侧卵巢肿瘤而行手术根治，行经腹全子宫及双附件切除术，术后第 5 月出现乍寒乍热，潮红，烘热汗出，健忘，腰背冷痛，烦躁失眠，舌质淡红苔薄白，脉沉细弱，其病机是（　）

    A. 心肾不交   B. 心肝火旺

    C. 心脾两虚   D. 肝肾不足

E. 肾阴阳两虚

33. 带下清冷，量多，质清稀，腰酸如折，为（　）

　　A. 脾虚　　　　　　　　B. 气虚

　　C. 肾阳虚　　　　　　　D. 气血亏虚

　　E. 脾肾阳虚

34. 一孕妇受孕近5个月，阴道出血3天，色咖啡，腰酸口臭，腹胀下坠明显，子宫增大如孕2个月大小，诊断（　）

　　A. 胎动不安　　　　　　B. 胎漏

　　C. 胎死不下　　　　　　D. 滑胎

　　E. 堕胎

35. 一孕妇孕2月余，时感腰酸，阴道少量出血，夜尿增多，选方宜（　）

　　A. 举元煎　　　　　　　B. 寿胎丸

　　C. 胎元饮　　　　　　　D. 保阴煎

　　E. 归肾丸

36. 已婚妇女30岁，月经从未来潮，生育两胎，应属（　）

　　A. 原发性闭经　　　　　B. 继发性闭经

　　C. 生理性闭经　　　　　D. 暗经

　　E. 激经

37. 某女，妊娠月余，先觉腰酸、腹痛，继而阴中少量下血，脉细滑，舌质淡红，病属（　）

　　A. 胎漏　　　　　　　　B. 胎动不安

　　C. 堕胎　　　　　　　　D. 滑胎

　　E. 胎萎不长

38. 患者年值 52 岁，月经紊乱，先期而至，经量多、色鲜红，头目眩晕耳鸣，头部、面颊阵发性烘热，五心烦热，汗出，腰膝酸痛，足跟为著，皮肤瘙痒，口干便坚，尿少色黄，舌红少苔，脉细数，最佳的治法是（　）

    A. 益气养阴　　　　　　B. 清热养阴

    C. 清热凉血　　　　　　D. 滋阴清热

    E. 益肾宁心

39. 何某，七七之年，已绝经 14 个月，操劳后阴道出血、量少、色淡、质清稀，神疲肢倦，食少腹胀，胸闷叹息，舌苔薄白，脉弦无力，应选用（　）

    A. 八珍汤　　　　　　　B. 固本止崩汤

    C. 逍遥散　　　　　　　D. 安老汤

    E. 归肾丸

40. 某女士，绝经后 4 年，近半年烘热汗出，腰背疼痛，足跟痛明显，时常行走时觉足跟部疼痛，局部外敷膏药后未能缓解，性急易怒，五心烦热，心烦少寐，眩晕，舌质红绛，脉细数，其属何病何证（　）

    A. 绝经前后诸证，肾阴虚证

    B. 绝经妇女骨质疏松症，阴虚内热证

    C. 经期综合征，阴虚火旺证

    D. 经断复来，肾阴虚证

    E. 脏躁，阴虚阳亢证

（三）B1 型题

    A. 滋肾养阴、固冲止血

    B. 养阴清热、固冲止血

C. 清利下焦湿热、固冲止血

D. 养阴清热调经

E. 清热利湿、化瘀止痛

41. 经间期出血患者，辨属肾阴虚证时采用 （ ）

42. 崩漏出血期患者，辨属虚热证时采用 （ ）

43. 闭经患者，阴虚血燥型采用 （ ）

44. 经间期出血属湿热证时应选用治法是 （ ）

45. 慢性盆腔炎湿热瘀结证采用 （ ）

A. 右归丸   B. 内补丸

C. 大补元煎   D. 毓麟珠

E. 举元煎

46. 绝经前后诸证辨属肾阳虚证时宜选用的主方是 （ ）

47. 子宫脱垂之肾虚证宜选用的主方是 （ ）

48. 不孕症之肾气虚证时宜选用的主方是 （ ）

49. 月经过多之气虚证时宜选用的主方是 （ ）

50. 带下过多之肾阳虚证时宜选用的主方是 （ ）

（四）X 型题

51. 肝经湿热性阴痒，其临床表现为 （ ）

A. 灼热瘙痒   B. 带下黄如脓

C. 带下呈泡沫米泔样 D. 口淡而腻

E. 苔黄腻，脉弦细

52. 诊断异位妊娠的要点是 （ ）

A. 有停经史

B. 腹痛伴不规则阴道出血

C. 腹部一侧有压痛、反跳痛

D. 口舌糜烂，舌苔黄腻

E. 妇检：宫颈举痛，摇摆痛

53. 产后三急为（　）

    A. 呕吐　　　　　　　B. 痉证

    C. 发热　　　　　　　D. 盗汗

    E. 泻泄

54. 临床上遇经断复来患者应注意鉴别下列哪些疾病（　）

    A. 宫颈癌　　　　　　B. 宫颈炎

    C. 子宫腺肌病　　　　D. 子宫内膜瘤

    E. 子宫内膜癌

55. 绝经妇女骨质疏松症的病位是（　）

    A. 肾　　　　　　　　B. 肝

    C. 心　　　　　　　　D. 肺

    E. 脾

56. 妊娠子肿的证型有（　）

    A. 脾虚　　　　　　　B. 肾虚

    C. 气滞　　　　　　　D. 血瘀

    E. 寒湿

57. 血热型产后恶露不绝的主症是（　）

    A. 产后恶露，过期不止

    B. 小腹疼痛拒按，舌边有瘀点

    C. 恶露色深红，伴见臭气

    D. 面色潮红，口燥咽干

    E. 脉细弦

58. 脾胃虚弱，中气下陷，胃气下泻，运行无力，摄纳无权，可致哪些病（　）

    A. 阴挺　　　　　　　B. 阴痒

C. 阴吹   D. 阴疮

E. 不孕

59. 妊娠早期，出现哪些症状，则堕胎已难免 （ ）

A. 恶心呕吐   B. 心胸烦闷

C. 阴道出血反复不止 D. 下肢浮肿

E. 腰酸疼痛加剧

60. 前人认为，治疗崩漏宜 （ ）

A. 清热   B. 塞流

C. 澄源   D. 复旧

E. 健脾

五、简答题（每题 5 分，共 10 分）

61. 闭经与早孕应从哪几个方面进行鉴别？

62. 试述肝胃不和型妊娠恶阻的临床表现及治疗。

六、论述题（8 分）

63. 试述血热型与脾虚型崩漏的临床特征及治疗要点。

七、病案分析（12 分）

患者贺某，女性，已婚。1999 年 8 月 12 日初诊：以往月经周期 5/28 天，量中，色红，无血块，初潮 14 岁，1995 年 5 月结婚，此后至 1998 年 5 月期间曾人工流产 3 次，嗣后月经稀发，约 3~5 月一潮，量极少色暗，行经 1 天净，未避孕至今未孕。患者就诊时已停经半年，形体消瘦，心胸烦闷，口干喜饮，头昏耳鸣，腰酸腿软，舌偏红少苔，脉沉弱。妇科检查：子宫前位，略小，双附件未见异常。

试分析：病名，证型，病机，主方，用药，调护。

（病名 2 分，证型 2 分，病机 2 分，主方 2 分，药物 2 分，调护 2 分）

模拟试卷（二）

一、名词解释（每题2分，共10分）

1. 居经

2. 弄胎

3. 阻病

4. 月经愆期

5. 转胞

二、填空题（每空0.5分，共10分）

6. 子宫的功能是_____，_____，_____，_____，具有明显的_____性、_____性。

7. 导致崩漏的常见病因有_____、_____、_____和_____。

8. 痛经病位在_____、_____，以_____或_____为主要病机。

9. 乳汁缺乏多由_____或_____所致。

10. 绝经前后诸证的症状表现与某些内科病如_____、_____、_____等相类似，临证时应注意鉴别。

三、是非题（正确的打"√"，错误的打"×"，每题1分，共10分）

11. "睡、忍痛、慢临盆"记载于《达生篇》中。（ ）

12. 阴户是指阴道口，又称廷孔、四边、子门。（ ）

13. 阴虚血热型月经先期的代表方剂是丹栀逍遥散。（ ）

14. 广义带下是指带下量增多。（ ）

15. 妊娠病的治疗原则是治病与安胎并举。（ ）

16. 恶露不绝的血瘀证用《傅青主女科》之生化汤治疗。（ ）

17. 新产妇人有痉疼、郁冒、乳汁不行。（ ）

18. "居经""避年""激经"是晋代王叔和在《脉经》中提出的，是指三种病理现象。（ ）

19. 阴痒的主要病机是湿热蕴结流注下焦。（ ）

20. 妇人脏躁的病因病机是肝气郁结。（ ）

四、选择题（每空1分，共40分）

（一）A1型题

21. 下列除哪项外，均属于肝郁气滞，经行浮肿之主症（ ）
    A. 经行肢体肿胀　　　B. 脘闷胁胀
    C. 腰膝酸软无力　　　D. 舌边有瘀点，脉弦

22. 妊娠期用药原则除下列哪项，其他均属禁用、慎用（ ）
    A. 健脾和胃　　　B. 峻下破瘀
    C. 逐水通利　　　D. 有毒类药物

23. 外伤胎漏，胎动不安治疗主方是（ ）
    A. 胎元饮　　　B. 寿胎丸
    C. 圣愈汤　　　D. 保阴煎

24. 提出不孕名称的最早著作是（ ）
    A.《山海经》　　　B.《内经》
    C.《易经》　　　D.《金匮要略》

25. 妊娠恶阻的主要病机是（ ）
    A. 冲脉之气，上逆犯胃
    B. 肝气夹冲气，上逆犯胃

C. 冲气夹痰湿，上逆犯胃

D. 胃失和降，胎气上逆

26. 滑胎的主要治则是（　）

　　A. 调肝健脾　　　　　　B. 调和气血

　　C. 补肾培脾　　　　　　D. 大补气血

27. 子宫与心肾之间有直接联系的经络是（　）

　　A. 冲任两脉　　　　　　B. 督脉、带脉

　　C. 胞脉、胞络　　　　　D. 少阴经络

28. 经间期出血应与哪些疾病相鉴别（　）

　　A. 月经先后无定期

　　B. 漏下

　　C. 月经先期、月经过少、赤带

　　D. 经期延长、月经过少、赤带

29. 安老汤出自下列著作（　）

　　A.《金匮要略》

　　B.《千金要方》

　　C.《校注妇人大全良方》

　　D.《傅青主女科》

30. 经断复来高度怀疑恶性病变时可见到下列哪些症状（　）

　　A. 阴道出血、白带增多、呈脓血样、有臭味

　　B. 阴道出血、白带增多、色黄阴痒

　　C. 白带中夹有血丝、有异臭味、质稀

　　D. 阴道出血、量少、低热、乏力

（二）A2 型题

31. 江某，女，26 岁，初潮 18 岁，周期（3～4）／（40～50）天，量少色暗有块，小腹胀甚而痛，胸胁乳房作胀，婚后年余未孕，可诊断为（　）

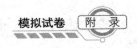

A. 月经过少　　　　　　B. 不孕症

C. 月经后期　　　　　　D. 闭经

32. 带下量多，色黄绿如脓，阴痒或肿痛，有秽臭气，舌红苔黄，脉数，首选方为（　）

A. 易黄汤　　　　　　　B. 萆薢渗湿汤

C. 知柏地黄丸　　　　　D. 止带方

33. 妊娠后期，面浮肢肿，头晕头重如眩冒状，胸闷泛恶，纳差便溏，治宜（　）

A. 育阴潜阳，平肝息风　B. 健脾利湿，平肝潜阳

C. 清热涤痰　　　　　　D. 清热养阴，安神除烦

34. 王某，此次妊娠后心胸烦闷，头晕心悸，胸脘满闷，恶心呕吐，苔黄而腻，脉滑数，应选用（　）

A. 二陈汤　　　　　　　B. 橘皮竹茹汤

C. 竹沥汤　　　　　　　D. 温胆汤

35. 产后高热寒战，小腹疼痛拒按，恶露量多或少，色紫黑如败酱，有臭味，烦躁口渴，舌红苔黄，脉数无力，治宜（　）

A. 补血益气　　　　　　B. 清热解毒，凉血化瘀

C. 养血疏风　　　　　　D. 辛凉解表

36. 妊娠 50 天，呕吐清涎，不食亦吐，神疲思睡，证属（　）

A. 肝胃不和　　　　　　B. 脾胃虚弱

C. 胃气上逆　　　　　　D. 痰湿中阻

37. 王某，带下量多，淋漓不断，色白质黏、无臭，面色白，腹胀，神疲，应辨为（　）

A. 肾虚　　　　　　　　B. 湿浊

C. 湿热　　　　　　　　D. 脾虚

38. 经间期出血患者症见出血量稍多、色淡红、无血块，头昏腰酸，神疲乏力，大便溏薄，尿频，舌淡红苔白，脉细，属阴虚及阳或阴阳两虚证，治疗主方应是（　）

A. 八珍汤　　　　　　　B. 固经丸

C. 大补元煎　　　　　　D. 归肾丸

E. 两地汤合二至丸

39. 某患者年逾五十，经断 1 年后，近 3 月阴道出血、量少、色淡、质黏稠，伴有五心烦热、头目眩晕、烘热汗出、咽干口燥、便秘、夜寐盗汗，舌质偏红、中裂纹，苔少，脉细数，应属于（　）

A. 肝肾不足　　　　　　B. 阴虚内热

C. 肾阴虚　　　　　　　D. 气阴不足

E. 阴虚阳亢

40. 妊娠晚期，猝然不知人，四肢抽搐，气粗痰鸣，舌红苔腻，脉弦滑，属何原因所致的子痫（　）

A. 痰火上扰　　　　　　B. 肝风内动

C. 阴虚肝旺　　　　　　D. 郁火内炽

E. 痰浊上蒙

（三）B1 型题

A. 活血化瘀调经

B. 活血化瘀，和营退热

C. 活血化瘀，理气止痛

D. 化瘀通络

E. 活血化瘀，固冲止血

41. 产后发热之血瘀证治宜（　）

42. 经行过少之血瘀证治宜 （　）

43. 崩漏之血瘀证治宜 （　）

44. 慢性盆腔炎之气滞血瘀证治宜 （　）

45. 经行头痛之血瘀证治宜 （　）

   A. 七情内伤、忧郁过度

   B. 多产房劳

   C. 素体虚弱

   D. 摄生不洁，感受外邪

   E. 久病伤阴

46. 脾虚肝郁的经断复来常见病因是 （　）

47. 最易造成湿热下注带下过多的要点是 （　）

48. 最不可能导致带下过少的原因是 （　）

   A. 围绝经期　　　　B. 经间期

   C. 行经期　　　　　D. 哺乳期

   E. 妊娠期

49. 一般说来，最不适宜坐浴的是 （　）

50. 带下过少好发于 （　）

（四）X 型题

51. 月经的产生与下列哪些脏腑有关 （　）

   A. 肾　　　　　　　B. 肝

   C. 脾　　　　　　　D. 肺

52. 下列哪些疾病是由血虚所致 （　）

   A. 闭经　　　　　　B. 妊娠腹痛

   C. 月经先后无定期　D. 痛经

53. 带下病主要是由下列哪些因素所致 （　）

   A. 肾虚　　　　　　B. 脾虚

    C. 湿热　　　　　　　　　D. 热毒

    E. 肝郁

54. 妊娠病的治疗禁忌是 （　）

    A. 发汗　　　　　　　　　B. 攻下

    C. 利小便　　　　　　　　D. 芳香化湿

55. 产后瘀血内阻常易导致哪些疾病 （　）

    A. 产后痉证　　　　　　　B. 产后排尿异常

    C. 产后发热　　　　　　　D. 恶露不绝

56. 痰湿不孕易出现哪些症状 （　）

    A. 经行推后　　　　　　　B. 带下色白质黏

    C. 形体肥胖　　　　　　　D. 头昏乏力

57. 脏躁与下列哪些疾病相类似 （　）

    A. 经行情志异常　　　　　B. 绝经前后诸证

    C. 百合病　　　　　　　　D. 郁证

58. 下列病名哪些属于阴疮范畴 （　）

    A. 阴肿　　　　　　　　　B. 蚌疽

    C. 阴茧　　　　　　　　　D. 阴蚀

    E. 阴痒

59. 子痫发作时，治当 （　）

    A. 育阴潜阳　　　　　　　B. 平肝息风

    C. 清热涤痰　　　　　　　D. 清热豁痰开窍

    E. 清肝止痛

60. 绝经妇女骨质疏松症应与以下哪些病证鉴别 （　）

    A. 骨软化症　　　　　　　B. 继发性骨质疏松

    C. 骨髓瘤　　　　　　　　D. 退变性骨质增生症

    E. 脊柱畸形

五、简答题（每题 5 分，共 10 分）

61. 简述痰湿阻滞之闭经的临床特点及治法主方。

62. 生化汤的药物组成是什么？适用于产后哪些疾病及其证候？

六、论述题（8 分）

63. 试述异位妊娠已破损型的诊断要点。

七、病案分析（12 分）

于某，女，28 岁，结婚年余未孕，以往月经均提前而至，经量中等，色红无血块，每当经前 10 天乳房胀痛，心烦易怒，胸闷胁胀，时有叹息。末次月经 5 月 28 日，刻下正值经前期，诸症又作，诊舌苔薄白，脉弦细。请分析：病名、证型、病机、主方、药物、调护。

（病名 2 分，证型 2 分，病机 2 分，主方 2 分，药物 2 分，调护 2 分）